医療系学生のための
医用質量分析学
テキスト

編集
日本医用マススペクトル学会

編集主幹
丹羽利充　修文大学 学長
中西豊文　大阪医科大学研究支援センター 准教授

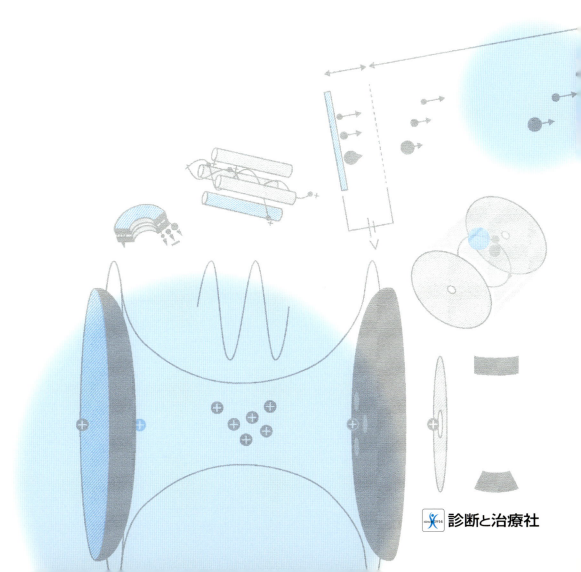

診断と治療社

はじめに

　質量分析の進歩により，その医学応用は近年急速に進んでいます．質量分析がすでに医療に結びついている例として，微生物同定検査，臨床化学検査，新生児マススクリーニング，薬物治療モニタリング，薬物中毒診断などがあります．本書は，医療系学生のために，医用質量分析の基礎から応用についてわかりやすく紹介するテキストとして企画されました．

　日本医用マススペクトル学会は，1976 年に医用マス研究会として，質量分析を手段とする医学関連分野の学術団体として設立されました．当初はガスクロマトグラフィー質量分析を用いた有機酸代謝異常症の化学診断が本会の大きな柱の 1 つでした．その後，2002 年のノーベル化学賞の受賞対象となったマトリックス支援レーザー脱離イオン化法とエレクトロスプレーイオン化法の開発によりタンパク質の質量分析が可能になりました．また液体クロマトグラフィー質量分析，イメージング質量分析などの開発により，質量分析の医学への応用範囲は飛躍的に伸びました．

　質量分析が，臨床検査として利用される機会が増えつつある状況をふまえて，本会では，質量分析検査に従事する人材の育成，臨床検査法としての質量分析の普及と標準化のために，2013 年から医用質量分析認定士制度を立ち上げました．いままでに 6 回の講習会と認定試験を経て，300 名を超える医用質量分析認定士が誕生しており，病院，検査施設，研究施設などで活躍されています．

　本書は，いままでの医用質量分析認定士講習会の講義内容および認定試験の内容に準拠して執筆されています．医用質量分析認定士を目指す方はもとより，これから質量分析を用いて検査・研究を行おうとする方や，すでに質量分析を用いて検査・研究に従事している方にとっても大いに参考になると思います．

　ご多忙のなか原稿をご執筆していただいた先生方に厚く御礼申し上げます．本書が広く活用され，医用質量分析の指針となって医療の発展に貢献することを願います．

2019 年 8 月

修文大学　学長　　丹羽利充

大阪医科大学研究支援センター　准教授　　中西豊文

目　次

はじめに ……………………………………………… 丹羽利充，中西豊文　　iii

執筆者一覧 ………………………………………………………………………… vi

本書で使用される略語一覧 …………………………………………………… vii

Part. 1　基礎編　　1

①質量分析の基礎 ……………………………………………… 丹羽利充　　2

②イオン化法 …………………………………………………… 丹羽利充　　7

③質量分離法 …………………………………………………… 丹羽利充　　14

④マススペクトル ……………………………………………… 中西豊文　　21

⑤ハイフネーテッド法 ………………………………………… 中西豊文　　29

⑥定量分析 ……………………………………………………… 中西豊文　　37

Part. 2　応用編　　47

①新生児マススクリーニング ………………………………… 山口清次　　48

②感染症起因微生物同定 …………… 村田正太，土田祥央，佐藤　守，野村文夫　　58

③臨床化学分析—ホルモン・脂質 …………………………… 千葉仁志　　69

④臨床化学分析—糖代謝 ……………………………………… 中西豊文　　75

⑤薬毒物分析 …………………………………………………… 五十嵐一雄　　83

⑥プロテオミクス ……………………………………………… 池川雅哉　　92

⑦メタボロミクス ……………………………………………… 久原とみ子　　100

⑧イメージング質量分析

…………………… 佐野文都，櫻井孝信，佐藤智仁，堀川　誠，瀬藤光利　　109

まとめ 「医用質量分析認定士」 制度の概要

.... 中西豊文, 野村文夫, 五十嵐一雄, 丹羽利充　115

索引 117

Column

- ますます注目される 「質量分析計による細菌の迅速同定」
  .... 村田正太, 土田祥央, 佐藤　守, 野村文夫　68
- 細胞内脂肪滴の高分解能質量分析について .... 千葉仁志　74
- ヘモグロビン A1c 測定の注意点 .... 中西豊文　82
- 違法薬物摂取歴の有力な手がかりとは .... 五十嵐一雄　91
- メタボロミクスの成果が人類にもたらす恩恵とは？ .... 久原とみ子　108
- より深く勉強するには？
  〜機械学習を用いたイメージング質量分析データの自動解析〜
  .... 佐野文都, 櫻井孝信, 佐藤智仁, 堀川　誠, 瀬藤光利　114

執筆者一覧

編　集

日本医用マススペクトル学会

編集主幹

丹羽利充	修文大学
中西豊文	大阪医科大学研究支援センター

執筆者（五十音順）

五十嵐一雄	医薬分析協会
池川雅哉	同志社大学生命医科学部
久原とみ子	日本疾患メタボローム解析研究所
櫻井孝信	浜松医科大学細胞分子解剖学講座
佐藤智仁	浜松医科大学細胞分子解剖学講座
佐藤　守	千葉大学医学部附属病院マススペクトロメトリー検査診断学寄付研究部門
佐野文都	浜松医科大学細胞分子解剖学講座
瀬藤光利	浜松医科大学国際マスイメージングセンター
千葉仁志	札幌保健医療大学保健医療学部栄養学科
土田祥央	千葉大学医学部附属病院マススペクトロメトリー検査診断学寄付研究部門
中西豊文	大阪医科大学研究支援センター
丹羽利充	修文大学
野村文夫	千葉大学医学部附属病院マススペクトロメトリー検査診断学寄付研究部門
堀川　誠	浜松医科大学細胞分子解剖学講座
村田正太	千葉大学医学部附属病院検査部
山口清次	島根大学医学部小児科

本書で使用される略語一覧

略語	欧文	和文
APCI	atmospheric pressure chemical ionization	大気圧化学イオン化
CE	capillary electrophoresis	キャピラリー電気泳動
CE/MS	capillary electrophoresis mass spectrometry	キャピラリー電気泳動質量分析
CI	chemical ionization	化学イオン化
CID	collision-induced dissociation	衝突誘起解離
DESI	desorption electrospray ionization	脱離エレクトロスプレーイオン化
EI	electron ionization	電子イオン化
ESI	electrospray ionization	エレクトロスプレーイオン化
FT-ICRMS	Fourier-transform ion cyclotron resonance mass spectrometer	フーリエ変換イオンサイクロトロン共鳴質量分析計
FWHM	full width at half maximum	半値幅
GC	gas chromatography	ガスクロマトグラフィー
GC/MS	gas chromatography/mass spectrometry	ガスクロマトグラフィー質量分析
HPLC	high performance liquid chromatography	高速液体クロマトグラフィー
IMS	imaging mass spectrometry	イメージング質量分析
ITMS	ion trap mass spectrometer	イオントラップ質量分析計
LC	liquid chromatography	液体クロマトグラフィー
LC/MS	liquid chromatography/mass spectrometry	液体クロマトグラフィー質量分析
LC/MS/MS	liquid chromatography/tandem mass spectrometry	液体クロマトグラフィータンデム質量分析
LDI	laser desorption/ionization	レーザー脱離イオン化
LIT	linear ion trap	リニアイオントラップ
MALDI	matrix-assisted laser desorption/ionization	マトリックス支援レーザー脱離イオン化
MRM	multiple reaction monitoring	多重反応モニタリング
MS	mass spectrometry	質量分析
MS/MS	tandem mass spectrometry, mass spectrometry/mass spectrometry	タンデム質量分析
PSD	post-source decay	ポストソース分解
QMS	quadrupole mass spectrometer	四重極質量分析計
SIM	selected ion monitoring	選択イオンモニタリング
SIMS	secondary ion mass spectrometry	二次イオン質量分析
SRM	selected reaction monitoring	選択反応モニタリング
TIC	total ion current	全イオン電流
TICC	total ion current chromatogram	全イオン電流クロマトグラム
TIM	total ion monitoring	全イオンモニタリング
TOF-MS	time-of-flight mass spectrometer	飛行時間型質量分析計

Part. 1 基礎編

Part.1 基礎編

質量分析の基礎

丹羽利充

到達目標
- 質量分析について説明できる
- 質量について説明できる
- マススペクトルについて説明できる
- タンデム質量分析について説明できる

質量分析

□質量分析（mass spectrometry：MS）とは，原子や分子を何らかのイオン化法で気相のイオンとし，そのイオンを電場や磁場を用いて真空中で運動させ，そのイオンの m/z（「エム オーバー ジー」と読む）に基づき分離し，存在量を検出する分析法である．m/z はイオンの質量 m を電荷数 z で割って得られる無次元量である．

□質量分析計（mass spectrometer）は，1）試料導入部，2）試料をイオン化し，生成したイオンを質量分析部方向に加速するイオン源，3）イオンを電場や磁場によって m/z に基づいて分離する質量分析部，4）m/z に基づいて分離されたイオンを検出する検出器，および 5）質量分析計の制御とデータ処理を行うコンピュータから構成される（図1）．

□検出器はイオンを電子に変換し，その電子を増倍して電流信号として観測する．二次電子増倍管，チャンネルトロン，マイクロチャンネルプレートなどがある．

質 量

□質量分析における質量については，静止した基底状態の質量数12の炭素原子1原子の質量の1/12として定義された統一原子質量単位（u）で表される．統一原子質量単位（u）とダルトン（Da）は同じ定義である．

□各元素について，それぞれ天然存在比が最大の同位体の質量に最も近い整数値を用いて計算した，

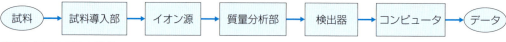

図1 質量分析計の構成

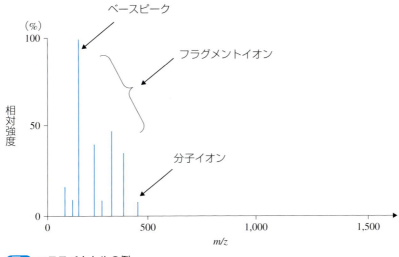

図2 マススペクトルの例

イオンまたは分子の質量をノミナル質量という．各元素をそれぞれ存在比最大の同位体とした同位体組成での質量数に一致する．C = 12，H = 1，N = 14，O = 16 などである．
- ^{12}C = 12.000000 u を基準とした各原子の計算精密質量は整数ではなく実際には小数点以下に端数をもっている．たとえば，^{1}H = 1.007825，^{14}N = 14.003074，^{16}O = 15.994915 などである．
- 分子量 1,000 以下の試料の分子量には，モノアイソトピック質量，またはノミナル質量がよく用いられるが，分子量 1,000 以上の高分子では平均質量が一般的に用いられる．
- モノアイソトピック質量とは，^{12}C = 12.000000，^{1}H = 1.007825，^{14}N = 14.003074，^{16}O = 15.994915 など分子を構成する各元素の天然で存在比率が高い代表同位体の精密質量から計算した質量をいう．
- 平均質量とは，C = 12.0111，H = 1.007947，N = 14.006747，O = 15.99943 などの相対原子質量から求めた質量である．
- 相対原子質量とは，その元素の同位体の質量に，天然に存在する安定同位体の存在比を考慮して求めた平均値である．

マススペクトル

- 試料のイオン化により生成したイオンを電場や磁場により m/z に基づいて分離し，それぞれを検出することで，m/z を横軸，そのイオン強度を縦軸とするマススペクトルが得られる（図2）．イオン強度は，絶対量（個数，存在量）で表すこともあるが，通常は相対強度（%）として表記する．
- マススペクトルにみられるイオンピークのうちで，各イオンピークの相対強度を求める際に基準に用いるピークをベースピークといい，ある質量範囲でイオン量が最も多いピークが選ばれる．
- 他のイオンピークはベースピークのイオン量を 100% とした相対強度（%）で示す．
- 試料分子は各々固有のマススペクトルを示すことから，試料の構造解析に用いられる．
- 分子量の情報を得ることができるイオンを分子量関連イオンという．
- 分子量関連イオンには，分子内の結合が切れることがなく電子が取り去られるかあるいは付加されることによって生成した分子イオン（$M^{+\cdot}$ または $M^{-\cdot}$）（図3），さらにプロトン付加分子 $[M+H]^{+}$，

Part.1 基礎編

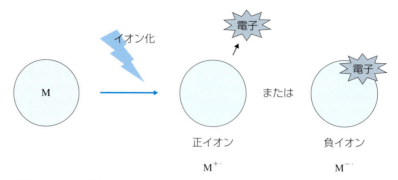

図3 電子の脱離と付加による分子のイオン化
質量100の分子から電子(0.0005)が1つ外れると，$m/z=(100-0.0005)/1=99.9995$ の正イオン($M^{+·}$)が生成する．
質量100の分子から電子(0.0005)が1つ付くと，$m/z=(100+0.0005)/1=100.0005$ の負イオン($M^{-·}$)が生成する．

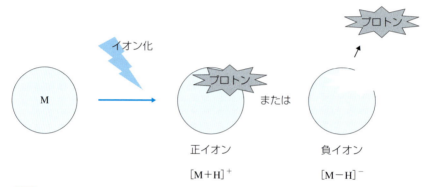

図4 プロトンの脱離と付加による分子のイオン化
水素原子(1.0078)から電子(0.0005)が外れるとプロトン(1.0073)になる．
質量100の分子にプロトンが1つ付いた場合，$m/z=(100+1.0073)/1=101.0073$ の正イオン([M+H]$^+$)，2つ付くと，$m/z=(100+1.0073\times2)/2=51.0073$ の正イオン([M+2H]$^{2+}$)が生成する．
質量100の分子からプロトンが1つ外れた場合，$m/z=(100-1.0073)/1=98.9927$ の負イオン([M−H]$^-$)，2つ外れると，$m/z=(100-1.0073\times2)/2=48.9927$ の負イオン([M−2H]$^{2-}$)が生成する．

脱プロトン分子［M−H］$^-$（図4），ナトリウムイオン付加分子［M＋Na］$^+$ などが含まれる．
☐イオンが結合開裂により，それより小さい質量の化学種を生成する反応をフラグメンテーションといい，生成したイオンをフラグメントイオンという．
☐同位体イオンによるピークを同位体ピークという．
☐一般にタンパク質，ペプチドの質量分析には，正の電荷をもつ正イオンを測定することが多い．
☐核酸などの陰性荷電物質の質量分析には，負の電荷をもつ負イオンを測定することが多い．

質量分解能

☐質量分解能はどれだけ近い m/z をもつ2つのピークを十分に分離できるかという質量分析計の性能を表している．

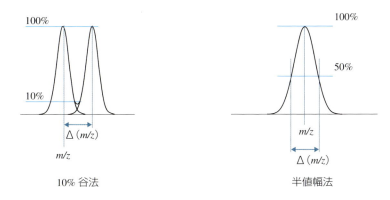

10% 谷法　　　　　　　　　半値幅法

質量分解能＝$m/z / \Delta(m/z)$

図5 10％谷法と半値幅（FWHM）法による質量分解能
10％谷法による質量分解能はピーク強度の10％部分のピーク幅を用いた $m/z/\Delta(m/z)$ とする．半値幅法による質量分解能はピーク強度の50％部分のピーク幅を用いた $m/z/\Delta(m/z)$ とする．

- 質量分解能の算出には10％谷法と半値幅（full width at half maximum：FWHM）法がある．10％谷法は磁場型で用いられ，半値幅法は飛行時間型，四重極，イオントラップなど磁場型以外の装置で用いられる（図5）．
- 10％谷法では，たとえば，m/z 400.00 と m/z 400.08 の2本のピークの重なりがピーク高さの10％になるように分離されたとき，分解能は400/0.08，すなわち5,000と算出される．
- 半値幅法による分解能の値は10％谷法の値の約2倍となる．
- 高分解能質量分析計（分解能10,000以上）によりイオンの精密質量が測定でき，その元素組成を推定することができる．
- 高分解能質量分析はフーリエ変換イオンサイクロトロン共鳴質量分析計，磁場型の二重収束質量分析計，リフレクトロン飛行時間型質量分析計などによって行われる．

タンデム質量分析

- タンデム質量分析（tandem mass spectrometry, mass spectrometry/mass spectrometry：MS/MS）はある特定の m/z をもつプリカーサーイオンのみを第一の質量分析部 MS1 で選択し，そのプリカーサーイオンの分解により生成するプロダクトイオンを第二の質量分析部 MS2 で分離し検出する方法をいう（図6）．
- MS/MS を行う装置をタンデム質量分析計という．
- 2つ以上の質量分析部を備えた空間的 MS/MS のほかに，イオントラップなどを用いる時間的 MS/MS もある．
- プリカーサーイオンの分解のために，MS1 と MS2 の間に衝突室をおき不活性ガス分子と衝突させる衝突誘起解離（collision-induced dissociation：CID），飛行時間型質量分析計ではポストソース分解（post-source decay：PSD）が用いられる．
- MS/MS により，ある特定の m/z をもつプリカーサーイオンから生成したすべてのプロダクトイオ

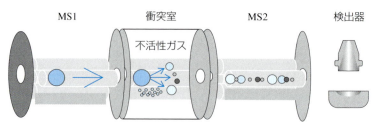

図6 三連四重極質量分析計によるタンデム質量分析（MS/MS）
MS1では選択されたプリカーサーイオンのみを通過させる．衝突室では不活性ガスにより衝突誘起解離（CID）を起こしプロダクトイオンを生成する．MS2でプロダクトイオンが検出される．

ンを検出して得られるプロダクトイオンスペクトルが得られる．

□またMS/MSにより，ある特定の質量をもつプロダクトイオンを生成するすべてのプリカーサーイオンを検出して得られるプリカーサーイオンスペクトルが得られる．

□さらにMS/MSにより，ある特定の質量をもつ中性分子が解離するすべてのプリカーサーイオンを検出して得られるコンスタントニュートラルロススペクトルが得られる．

□イオントラップ質量分析計，フーリエ変換イオンサイクロトロン共鳴質量分析計を用いると，特定のプリカーサーイオン由来の特定の質量のプロダクトイオンから生成したすべての二次プロダクトイオンを検出して得られるMS/MS/MS（MS^3）など多段階質量分析（MS^n）が可能である．

● 参考文献
・丹羽利充，野村文夫 編著：医用質量分析ガイドブック，初版．診断と治療社，2013
・日本質量分析学会用語委員会 編：マススペクトロメトリー関係用語集，第3版．国際文献社，2009
・丹羽利充 編：最新プロテオミクス・メタボロミクス―質量分析の基礎からバイオ医薬への応用―．秀潤社，2007

Part.1 基礎編

2 イオン化法

丹羽利充

到達目標

- EI について説明できる
- CI について説明できる
- MALDI について説明できる
- ESI について説明できる
- APCI について説明できる

□ 分子を質量分析するためにはまずイオン化して気相のイオンを生成することが必要である(図1).
□ イオン化には，分子の開裂を伴うハードイオン化と，分子の開裂が少ないソフトイオン化がある.
□ ハードイオン化には電子イオン化(electron ionization：EI)がある.
□ ソフトイオン化には，化学イオン化(chemical ionization：CI)，エレクトロスプレーイオン化(electro-

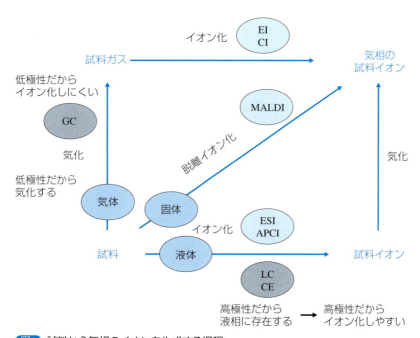

図1 試料から気相のイオンを生成する過程
気体試料の分離にはガスクロマトグラフィー(GC)が用いられる．液体試料の分離には液体クロマトグラフィー(LC)，キャピラリー電気泳動(CE)が用いられる.

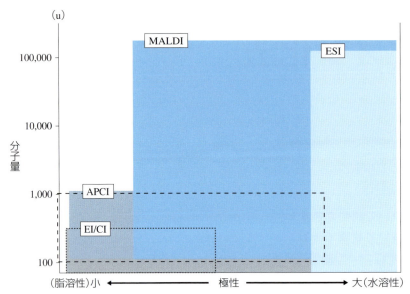

図2 各イオン化法の対象試料

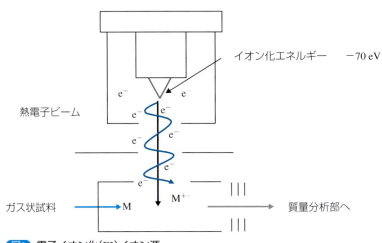

図3 電子イオン化(EI)イオン源

spray ionization：ESI），マトリックス支援レーザー脱離イオン化(matrix-assisted laser desorption/ionization：MALDI)，大気圧化学イオン化(atmospheric pressure chemical ionization：APCI)がある．
□タンパク質などの生体高分子解析には，MALDI，ESIが用いられる．揮発性低分子化合物の分析には，EIやCIが用いられる．低分子化合物の分析には，APCIも用いられる（図2）．

電子イオン化(EI)

□EIは熱電子ビームを気体状の試料にあててイオン化する方法である（図3）．
□気体状の分子に，加速した電子を照射し，試料分子から電子を取り去る（図4）．
□電子と試料分子が衝突する際，過剰エネルギーが試料分子に付加されるので，容易にフラグメンテーションが起こり，試料分子の構造情報を得ることができる．

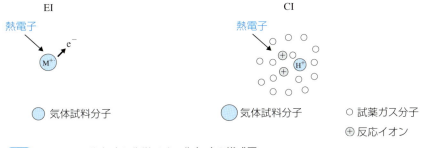

図4 電子イオン化(EI)と化学イオン化(CI)の模式図

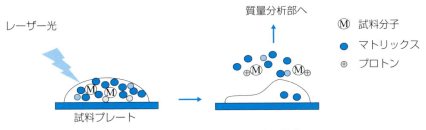

図5 マトリックス支援レーザー脱離イオン化(MALDI)の模式図

- 揮発性の低分子化合物の質量分析に用いられる.
- 加熱気化により分解しやすい化合物や難揮発性物質の測定は困難である.
- 分離手段としてガスクロマトグラフィー(gas chromatography：GC)との接続が容易である.

化学イオン化(CI)

- 加速した電子を試薬ガスに照射し，試薬ガスから生成された反応イオンと，気体状の試料分子との反応により，試料分子をイオン化させる(図4).
- 試料分子がイオン化され，プロトン付加分子 $[M+H]^+$，脱プロトン分子 $[M-H]^-$ あるいは分子イオン($M^{+\cdot}$)が生成する.
- プロトン付加分子 $[M+H]^+$ が多くの場合ベースピークとなり，試料分子に反応イオンが付加したイオンが強いピークを示す．このため試料分子の分子量情報が得られる.
- 試料分子に反応イオンが付加したイオンとしては，試薬ガスとしてイソブタンを用いた場合，$[M+(CH_3)_3C]^+$ ($M+57$)，アンモニアの場合，$[M+NH_4]^+$ ($M+18$) が検出される.
- 揮発性の低分子化合物の質量分析に用いられる.
- 加熱気化により分解しやすい化合物や難揮発性物質の測定は困難である.
- 分離手段としてガスクロマトグラフィー(GC)との接続が容易である.

マトリックス支援レーザー脱離イオン化(MALDI)

- 固体または液体のマトリックスに試料分子を包み込み，パルスレーザーを照射することにより，分子をイオン化し気相中に放出させる方法である(図5).

表1 MALDI用マトリックスの種類と特徴

マトリックス	略号	分子量	特徴	おもな対象試料
シナピン酸	SA	224	・高分子量の試料に適している ・CHCAより高分解能のピークが得られる	タンパク質
α-シアノ-4-ヒドロキシケイ皮酸	CHCA	189	・中〜高分子量の試料に適している	ペプチド 低分子量タンパク質
フェルラ酸		194	・中〜高分子量の試料に適している	ペプチド 低分子量タンパク質
2,5-ジヒドロキシ安息香酸	DHB	154	・糖類の測定に有効 ・低〜中分子量の試料に適している	糖,多糖 糖脂質
3-ヒドロキシピコリン酸	HPA	139	・負イオンモードでの核酸類の測定に最適	核酸

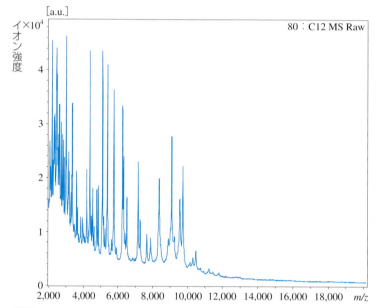

図6 大腸菌(*E. coli*)由来タンパク質のマトリックス支援レーザー脱離イオン化(MALDI)マススペクトル

m/z 2,000〜20,000におけるピークの約50〜70%が,菌種ごとによく保存されているリボソーム由来のタンパク質である.そのため,得られたスペクトルパターンとライブラリ(データベース)のスペクトルをパターンマッチングすることで菌種の同定が可能となる.マトリックスはCHCAを使用している(ブルカージャパンより提供).

□レーザーエネルギーのほとんどはマトリックスに吸収されるため試料は分解されず,マトリックスとのプロトン授受により試料のプロトン付加分子 $[M+H]^+$,脱プロトン分子 $[M-H]^-$,およびナトリウムイオン付加分子 $[M+Na]^+$ などの分子量関連イオンが検出される.
□フラグメンテーションが起きにくく,試料分子の分子量が測定可能である.
□タンパク質のような高分子量であっても多価イオンをほとんど生じない.
□マトリックスはレーザー光のエネルギーを吸収するとともに,試料のイオン化を補助する物質である(表1).
□試料に大量の塩が含まれているとイオン化が阻害されるが,混合結晶作成後に水で洗浄し脱塩処理

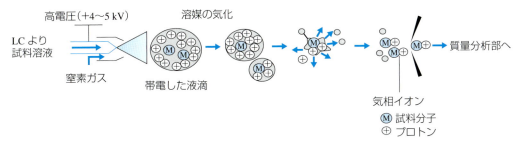

図7 エレクトロスプレーイオン化（ESI）の模式図

できる簡便さがある．
- 直接導入法である．
- 分離手段と直接接続できないので，分離条件を検討する必要がない．
- 簡単で迅速分析のため，微生物同定システムとして臨床検査に用いられる（図6）．
- 空間情報を得ることができ，組織成分のイメージング質量分析に用いられる．

エレクトロスプレーイオン化（ESI）

- 大気圧下で行われるイオン化法である．
- 高電圧を印加した金属製細管から試料溶液を流出させる．試料溶液は高電圧によって帯電液滴として放出される．帯電液滴から移動相が気化し，クーロン反発力によって帯電液滴が放出，微細化される．最終的に電荷が試料分子に移動し，気相にイオンが放出される（図7）．
- 多価プロトン付加分子［M＋nH］$^{n+}$や多価脱プロトン分子［M－nH］$^{n-}$などの多価イオンを生成するため，タンパク質などの高分子量物質も測定可能である．
- たとえば分子量150,000で電荷数が50の場合，m/z 150,000/50＝3,000にイオンピークが検出される．タンパク質などの高分子のESIマススペクトルは，特徴的な鐘状の分布を示す多くの多価イオンを示す（図8）．隣接するイオンピークは電荷数が1ずつ異なっている．
- 多価イオンのピークが級数的に並んだマススペクトルから，それらがすべて一価イオンとして換算するデコンボリューションにより分子量を算出することができる（図9）．
- フラグメンテーションが起きにくく，試料分子の分子量が測定可能である．
- 熱不安定化合物（タンパク質，ペプチド，糖鎖など），高極性化合物（代謝物など），イオン性化合物のイオン化が可能である．
- 移動相として水，メタノール，アセトニトリル，ギ酸，酢酸，酢酸アンモニウムなどの極性溶媒や添加剤が利用される．
- 不揮発性溶媒は移動相として使用できない．
- 移動相組成や添加剤により著しく感度が変化する．
- 分離手段として液体クロマトグラフィー（liquid chromatography：LC）やキャピラリー電気泳動（capillary electrophoresis：CE）との接続が容易である．

Part.1 基礎編

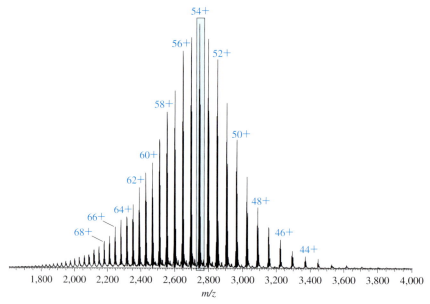

図8 IgGのエレクトロスプレーイオン化(ESI)マススペクトル

ESIは特徴的な多価イオンを生成する．そのためm/zの値が小さくなり，質量分析部の測定範囲が狭くても高分子の質量分析が可能となる（サーモフィッシャーサイエンティフィックより提供）．

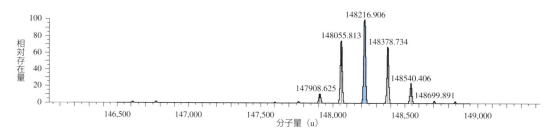

図9 多価イオンから分子量を算出するデコンボリューション処理

ESIにより得られた多価イオンピークが級数的に並んだマススペクトル（図8）から，デコンボリューション処理により分子量を算出する．その結果，糖鎖構造の違いにより数種類の異なる分子量のIgGが検出された（サーモフィッシャーサイエンティフィックより提供）．

大気圧化学イオン化(APCI)

□ 大気圧下で化学イオン化を起こさせる方法である．
□ 高温加熱した大気圧スプレーにより試料溶液を気化しコロナ放電で生成した反応イオンと試料分子を反応させてイオンを生成する（図10）．
□ 溶媒は放電によってイオン化され，生成した反応イオンは試料分子とイオン分子反応を起こし，試料分子のイオン化が起こり，プロトン付加分子［M＋H］$^+$，脱プロトン分子［M－H］$^-$を生成する．
□ 低極性化合物，とくに脂質のイオン化に適する．高質量化合物，熱不安定化合物には適していない．
□ 移動相は水，メタノール等の極性溶媒から，クロロホルム，ヘキサン等の低極性，無極性溶媒まで幅広く使用できる．
□ 不揮発性溶媒は移動相として使用できない．

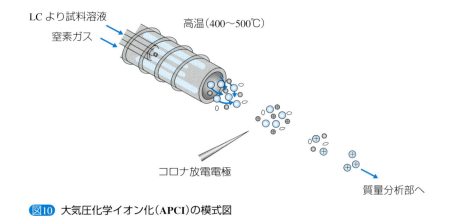

図10 大気圧化学イオン化（APCI）の模式図

□分離手段として液体クロマトグラフィー（LC）との接続が容易である．

● 参考文献
・丹羽利充, 野村文夫 編著：医用質量分析ガイドブック, 初版. 診断と治療社, 2013
・日本質量分析学会用語委員会 編：マススペクトロメトリー関係用語集, 第3版. 国際文献社, 2009
・丹羽利充 編：最新プロテオミクス・メタボロミクス―質量分析の基礎からバイオ医薬への応用―. 秀潤社, 2007

Part.1 基礎編

3 質量分離法

丹羽利充

到達目標

- 磁場型質量分析計について説明できる
- 四重極質量分析計について説明できる
- イオントラップ質量分析計について説明できる
- 飛行時間型質量分析計について説明できる
- フーリエ変換イオンサイクロトロン共鳴質量分析計について説明できる

□質量分離とはイオンを電場や磁場により m/z に基づいて分離することをいい，質量分析部で行われる．

□イオン飛行中にほかの気体分子による散乱を防ぐため，質量分析部内部は高真空である．

□質量分離法としては，磁場型，四重極，イオントラップ，飛行時間型，フーリエ変換イオンサイクロトロン共鳴がある．

磁場型

□磁場型質量分析計では扇形磁場によりイオンを m/z に基づき分離する（図1）．

□二重収束質量分析計では扇形電場（E）と扇形磁場（B）を組み合わせて分解能が向上している．EB型（正配置型）（図2）とBE型（逆配置型）がある．

□荷電粒子を一様に扇形磁場に入射させると各イオンの流れる方向は変化し，イオン流は分散する．

□加速電圧で加速されて扇形磁場に入射したイオンがイオン軌道に従って曲がり検出されるには，磁場の中でイオンの角運動量と遠心力がバランスをとる必要がある．

□質量がより大きいイオンは曲がりきれずに，より小さな質量のイオンでは曲がりすぎて，質量分析部の壁あるいはスリットにぶつかってしまうため検出されない（図1）．

□通常の質量分析計では，イオン軌道の曲率半径は一定であり，加速電圧を一定にし，磁場の強度を段々大きくすることによりイオンは m/z の小さいものから大きなものが順次検出器に到達する．

□電場とその曲率半径を一定にするとイオンの質量，電荷数に関係なく，実効加速電圧により一定のエネルギーをもったイオン群のみが扇形電場を通過する．

□扇形電場は，イオンを質量で分離するのではなくエネルギー量により分離するエネルギーフィル

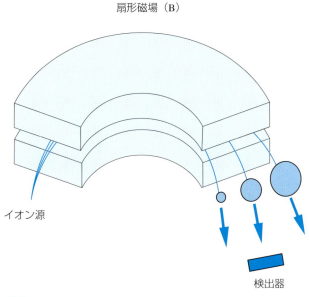

図1 磁場型質量分析計の模式図

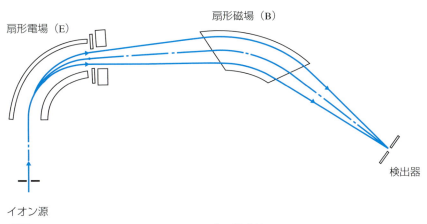

図2 二重収束質量分析計（正配置型，EB型）の模式図

ターとして作用し，扇形磁場に入るイオン群のエネルギーを一定にすることができる．
□二重収束質量分析計を用いた高分解能分析により，イオンの精密質量を測定することができ，低質量域のイオンの元素組成を決定することができる．

二重収束質量分析計の特徴としては

> ・質量分解能が高い
> ・定量性に優れている
> ・磁場を用いるため装置が大型で重くなる

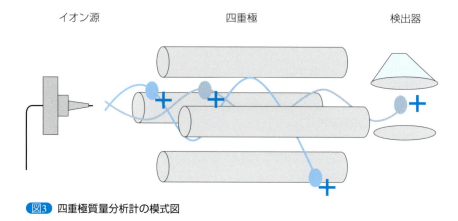

図3 四重極質量分析計の模式図

四重極

□ 四重極質量分析計（quadrupole mass spectrometer：QMS）の質量分析部は4本の柱状電極からなり，相対する電極を電気的に連結し，おのおのに直流と高周波交流を重ね合わせた電圧をかけ電場をつくる．

□ 四重極の一端にイオン源をおき他方に検出器をおき，低い加速電圧でイオンがイオン源からフィルターに入ると，ある一定のm/zのイオンのみが振幅が大きくならずに安定な振動をして検出器に到達する（図3）．ほかのイオンは振幅が大きくなり電極に衝突し検出されない．

□ 高周波電圧と直流電圧の比が一定になるように変化させることにより，質量スキャンが行われる．

□ 三連四重極質量分析計（トリプル四重極質量分析計，triple quadrupole mass spectrometer）ではMS/MSの衝突活性化室として四重極が用いられる．

QMSの特徴としては

- 小型で軽量である
- 複数の分析部を直列に接続してMS/MSが可能である
- ダイナミックレンジが広い
- 低い真空度でも動作できるため，液体クロマトグラフィー質量分析（liquid chromatography/mass spectrometry：LC/MS）として使用しやすい
- 質量分解能が低い
- スキャンが遅い

イオントラップ

□ イオントラップ質量分析計（ion trap mass spectrometer：ITMS）はイオントラップを利用した質量分析計である．

□ イオントラップは1対のエンドキャップ電極と中央のリング電極からなる（図4）．その断面は四重極とみなすことができるが，異なるのはイオントラップでは直流電圧が0である点である．

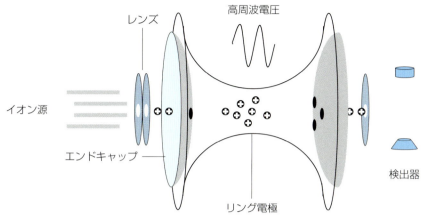

図4 イオントラップ質量分析計の模式図

□四重極に高周波交流のみをかけると，四重極はマスフィルターとしての機能を失い，すべてのイオンを透過させるようになる．このためイオントラップではすべてのイオンをトラップ内に捕捉する．

□イオンは高周波電圧によってトラップ内を振動運動するが，低い質量のイオンほど振幅が大きく，トラップの大きさを超えるとトラップ外にエンドキャップの細孔を通じて排出される．

□このことより高周波電圧を上げていくことで低質量イオンからスキャンすることが可能である．

□四重極に比較して，生成したイオンのすべてが原理的に検出可能であるため，より高感度である．

□特定のイオンをトラップしてヘリウムなどのガスと衝突させ，衝突誘起解離（CID）を起こすことができるため，MS/MSが可能である．

□閉じ込めるイオン量に制限があるため，定量的な測定に適していない．

□リニアイオントラップ（linear ion trap：LIT）は，高周波電圧が印加された双曲面をもつ4本の電極からなる構造をしており，内部に形成される高周波四重極電場でイオンを保持する．蓄積できるイオンの総量が大きいので高感度の測定が可能である．

□LITではイオントラップ空間が大きいため空間電荷効果による質量のずれがなく，低質量でのカットオフもない．そのため，低分子のフラグメントイオンの観測が可能となりタンパク質やペプチドの構造解析に有効である．

□キングドントラップ（オービトラップ）はイオントラップの一種である．質量分析部は中心軸を備えた紡錘形の電極を備えており，電極の中心軸の周囲にイオンがトラップされ回転運動を行う．イオンの回転運動はフーリエ変換によって解析され，マススペクトルが得られる．

ITMSの特徴としては

・小型で軽量である
・高感度である
・MS/MSが可能で定性分析に優れている
・定量には向いていない
・ダイナミックレンジが狭い

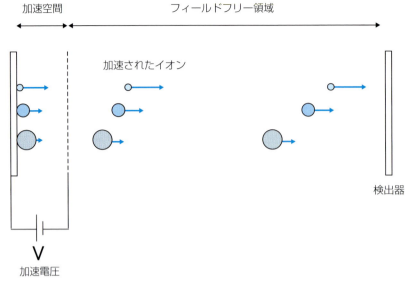

図5 飛行時間型質量分析計の模式図
フィールドフリー領域とは電場も磁場もない部分である．

飛行時間型

□飛行時間型質量分析計(time-of-flight mass spectrometer：TOF-MS)はMALDIと組み合わせて用いられることが多く，パルス状に生成されたイオンは真空のフィールドフリー領域を通過する間に飛行時間により分離され，質量の小さいイオンから順次検出器に到達する(リニアモード)(図5).

□リフレクトロンモードでは，イオン源から引き出されたイオンをデフレクターにて偏向させ，さらにリフレクトロン(リフレクター)にてイオン源方向に引き戻すように電圧を加える(図6).

□このイオン反射電界を付加することにより，イオン発生時のエネルギー分布により同一イオンの飛行時間が分散していた状態が打ち消され収束されるため，リフレクトロンモードでは質量分解能が高い．

□リフレクトロンモードでは，リフレクトロンに入る前の飛行管で生じた準安定イオン分解を起こしてポストソース分解(PSD)が起きる．その結果，プロダクトイオンが検出されるためMS/MSが可能である．

TOF-MSの特徴としては

- 高質量イオンの測定が可能である
- 全質量範囲のイオンのすべてを検出するため高感度である
- リフレクトロンモードで質量分解能が高い
- MALDIとの適合性が高い
- 測定が短時間ですむ
- 高真空が必要である
- 軽量である

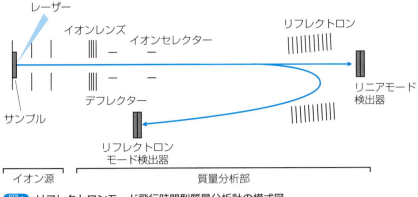

図6 リフレクトロンモード飛行時間型質量分析計の模式図

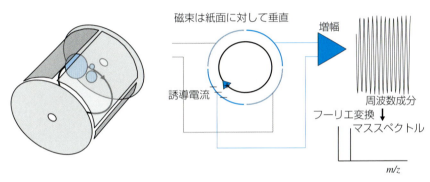

図7 フーリエ変換イオンサイクロトロン共鳴質量分析計の模式図

フーリエ変換イオンサイクロトロン共鳴

☐ フーリエ変換イオンサイクロトロン共鳴質量分析計(Fourier transform ion cyclotron resonance mass spectrometer：FT-ICRMS)では，イオンの周期運動を利用し，イオンのm/zに対応する周波数の成分分析をフーリエ変換で処理してマススペクトルを得る(図7).

☐ イオンを高真空中で超伝導磁石による強い磁場の中に入れると，イオンはm/zに応じた周波数で磁場の方向に垂直面内で回転運動をする．この回転運動をサイクロトロン運動という．

☐ この周波数に一致する高周波成分を含むパルス電場を与えるとイオンはエネルギーを受け取り，サイクロトロン運動はより大きな回転半径となり同じ回転周波数をもつm/zのイオンが共鳴して一群として運動する．

☐ この一群が検出電極に近づくと誘導電流が発生する．この合成波形はフーリエ変換により周波数スペクトルに変換され，マススペクトルが得られる．

Part.1 基礎編

FT-ICRMS の特徴としては

・質量分解能が数十万程度と超高分解能である

・高質量イオンの測定が可能である

・イオンを壊さないで測定可能である

・衝突誘起解離（CID）を起こすことができるため MS/MS が可能である

・超伝導磁石が必要なため装置が大型で高価である

・超高真空が必要である

◉参考文献

・丹羽利充，野村文夫 編著：医用質量分析ガイドブック，初版．診断と治療社，2013

・日本質量分析学会用語委員会 編：マススペクトロメトリー関係用語集，第3版．国際文献社，2009

・丹羽利充 編：最新プロテオミクス・メタボロミクス—質量分析の基礎からバイオ医薬への応用—．秀潤社，2007

Part.1 基礎編

マススペクトル

中西豊文

到達目標

- 分子量関連イオンの種類とその意味について説明できる
- マススペクトルから何がわかるのかを説明できる
- 窒素ルールが説明できる

分子イオン

☐ 4-アミノ安息香酸エチル（分子量 = 165）を 70 eV の熱電子衝撃によってイオン化すると EI スペクトルが得られる（図1）．

☐ 横軸に示される m/z の最も高質量側に示されるイオンが，分子イオン（$M^{+\cdot}$）と称される．

☐ イオン化の際に，対象分子から電子が1個放出され生成したイオンで，4-アミノ安息香酸エチルの分子量と同じ質量で検出されるため，対象分子の分子量に関する情報が得られる．

☐ 標的分子に対して分子イオンのみが出現するのではなく，複数のイオン群を伴って出現する．

☐ CI 法は，EI 法に比して生成する分子量関連イオンの内部エネルギーが小さいのでフラグメント化

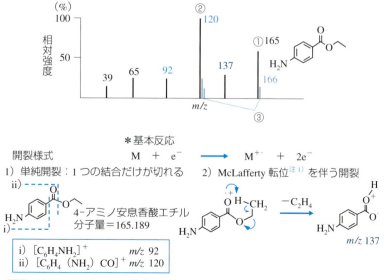

図1 電子イオン化の反応様式と得られる各種マススペクトル

Part.1 基礎編

は起こりにくく，プロトン付加分子，脱プロトン分子が強く検出される傾向にあり，標的分子の分子量情報が得られやすい．

□ 試薬ガスにはメタン，イソブタンやアンモニアが一般的に用いられ，標的分子に反応ガスイオンが付加したイオン，$[M+C_2H_5]^+$，$[M+(CH_3)_3C]^+$，$[M+NH_4]^+$ が検出される．メタンガスに比して後者 2 つは $[M+H]^+$ が検出されやすくフラグメントイオンが少ないため汎用されている．

ベースピーク

□ 得られたマススペクトルの中で，その相対強度（縦軸で表示）が 100% のピークであり，採用したイオン化の条件下で最も安定なイオンと推測される．4-アミノ安息香酸エチル（分子量 = 165）では，m/z 120 がそれに相当する（図1）．

□ イオン化法によってはベースピークに意味のない場合もあるが，EI 法では生成したマススペクトルの中では対象分子の同定に役立つ重要なピークである．

同位体イオン

□ 原子番号が等しく，質量数の異なる核種を同位体というが，天然に存在する元素の同位体組成は地球上のいかなる場所においてもほぼ一定の割合に分布しており，マススペクトルにおいては分子イオンの高質量側に隣接して認められるピークを一般に同位体イオンとよぶ．

□ 表1 に天然に存在する水素，酸素，窒素，炭素，塩素，臭素などの同位体比を示す．前者 3 つの同位体の存在比は 1% 未満であるが，炭素に関しては同位体が 1.08% 存在していることから，同位体ピークは炭素由来のことが多い．

□ 4-アミノ安息香酸エチル（分子量 = 165）では，m/z 165 や 120 に隣接する多くの場合，質量 1 u 離れた相対強度の低い m/z 166 や 121 のイオンが同位体ピークとして認められる．

□ 4-アミノ安息香酸エチルの同位体ピーク m/z 166 について考察すると，組成式は $C_9H_{11}O_2N$ で表され，同位体存在比が高い元素によって構成されている（表1）．その構成元素である水素，炭素，酸素，窒素のいずれかが同位元素に置換した，組成式で表すと $C_8{}^{13}\underline{C}H_{11}O_2N$，$C_9H_{10}{}^2\underline{H}O_2N$，$C_9H_{11}O^{17}\underline{O}N$，$C_9H_{11}O_2{}^{15}\underline{N}$ のいずれかに相当する．

□ 実際には，天然同位体存在比の割合に従って，これら 4 種の同位体イオンの総和として m/z 166 の

表1 天然同位体存在比

M		M+1		M+2	
^{1}H	100	^{2}H	0.016	—	
^{12}C	100	^{13}C	1.08	—	
^{14}N	100	^{15}N	0.38	—	
^{16}O	100	^{17}O	0.04	^{18}O	0.20
^{28}Si	100	^{29}Si	5.10	^{30}Si	3.35
^{32}S	100	^{33}S	0.78	^{34}S	4.40
^{35}Cl	100	—		^{37}Cl	32.5
^{79}Br	100	—		^{81}Br	98.0

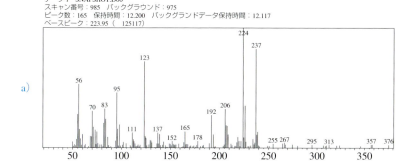

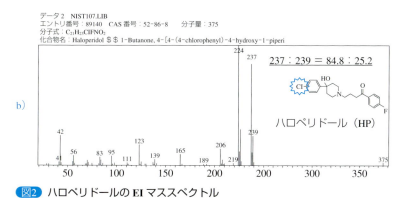

図2 ハロペリドールのEIマススペクトル
a)試料のEIマススペクトル　b)データベース検索結果

出現に寄与している.

□注意を要する元素の代表として塩素と臭素があり，それら元素を含有する化合物のEIスペクトルは非常に特徴的である．その例として，ハロペリドール(HP)とその臭素化物ブロムペリドール(Br-HP)標品のEIスペクトルを図2，図3に示す.

□塩素の場合，その天然に存在する同位体比(^{35}Cl：^{37}Cl)は100/32.5であり，HPのように分子内に1個の塩素を含む場合は，理論的には同位体ピーク比はM：(M＋2)＝3：1の割合で出現する(図2).

□臭素の同位体存在比(^{79}Br：^{81}Br)は100：98であり，1個含むBr-HPの場合，理論的には同位体ピーク比はM：(M＋2)＝1：1となる．実際の解析結果では，理論値とほぼ同比率で同位体ピークが出現していることから，同位体ピークは試料分子の組成式を同定するのに有用な情報を提供する.

フラグメントイオン

□EI法などのハードイオン化では，4-アミノ安息香酸エチルは，より小さなイオンに分解する(図1)．その分解過程をフラグメンテーションと呼び，生成したイオン，m/z 137($-C_2H_4$)，120($-C_2H_4O$)，92($-C_2H_4OCO$)，65，39をフラグメントイオンという.

□このフラグメンテーションは，有機化学的な合理性に基づき規則的に起こるので分子内構造情報が得られる．その代表例としてMcLafferty転位[注1]があり，脂肪酸エステル($R-CO-OC_nH_{2n+1}$)の分子内構造情報が得られる(図1)．フラグメンテーションによって生成する$\Delta m/z$と脱離官能基との間の関係を表2に示す.

Part.1 基礎編

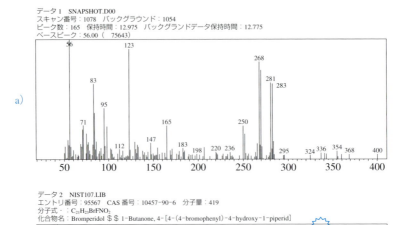

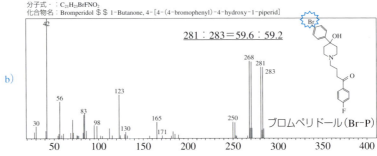

図3 ブロムペリドールの EI マススペクトル
a) 試料の EI マススペクトル　b) データベース検索結果

表2 質量数差と脱離官能基

質量数差	脱離した官能基	質量数差	脱離した官能基
14	CH_2	31	OCH_3
15	NH, CH_3	32	CH_3OH, S
16	NH_2	42	CH_2CO
17	OH, NH_3	43	C_3H_7, CH_3CO
18	H_2O	44	CO_2, NH_2CO
26	CN	45	COOH
27	HCN	57	$(CH_3)_3C$
28	C_2H_4, CO	59	$OCOCH_3$
29	C_2H_5, CHO	60	CH_2COOH
30	CH_2O, CH_2NH_2, NO		

□ ESI や MALDI などのソフトイオン化法では，ほとんどの場合フラグメントイオンは出現せず，プロトン付加分子 $[M+H]^+$ や脱プロトン分子 $[M-H]^-$ のみが出現するため，マススペクトルからは分子量情報は得られるが，分子内構造情報は少ない．

注1) McLafferty 転位：カルボニル化合物のγ位炭素（カルボニル基より数えて3つ隣の炭素）に水素をもつ化合物に特異的に起きる反応であり，6員環の遷移状態を経て水素が転位し，中性のオレフィン（二重結合をもつ脂肪族鎖式不飽和炭化水素の一般名：C_nH_{2n}）が脱離する．カルボニルの代わりに二重結合であってもこの転位反応は起こるが，カルボニル誘導体ほどではない．

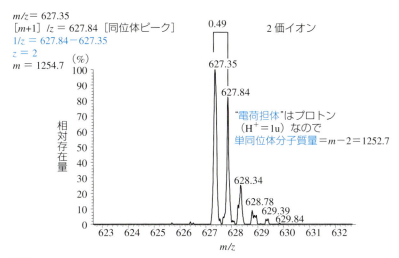

図4 プロトン付加イオンと同位体イオン間のΔ質量からの構造情報

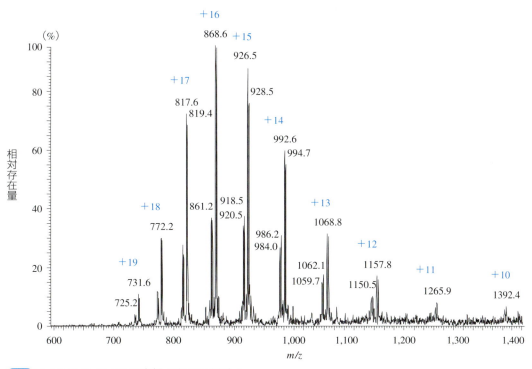

図5 トランスサイレチンの多価イオンスペクトル

多価イオン

□ 中性分子から1個の電子が放出されれば正の分子イオン $M^{+\cdot}$，n 個放出されれば n 価正分子イオン M^{n+} が，反対に1個の電子が付加されれば負の分子イオン $M^{-\cdot}$，n 個付加されれば n 価負分子イオン M^{n-} が生成する．

□ ハードイオン化の場合，多価イオンを生成させるには高エネルギー（数十 eV 以上）が必要であり，構造的に不安定な化合物では分解 ≫ 生成となる．

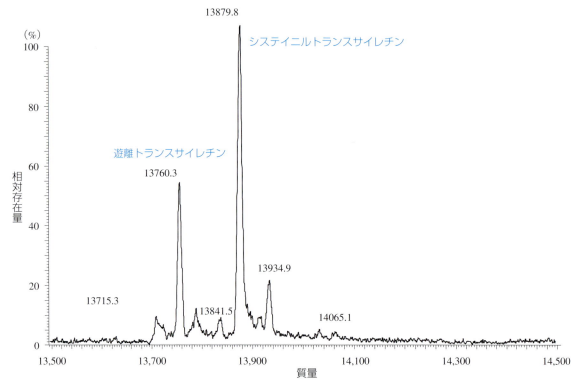

図6 分子量転換後のトランスサイレチン分子のスペクトル

- マススペクトルで表記される多価イオンの位置は，1価イオンの $m/z=m/1$ に対して $m/2$，$m/3$，……，m/n（n価）のように低質量側に移行し，また分子イオンと同位体イオンのピーク間隔は電価数が増すに従い 1/2，1/3，……，$1/n$（n価）のように狭くなっていく（図4）．
- ソフトイオン化の場合，中性分子から n 個のプロトン（H^+）が付加すれば n 価プロトン分子［$M+nH$］$^{n+}$，n 個の H^+ が脱離されれば n 価脱プロトン分子［$M-nH$］$^{n-}$ が生成する．とくに，タンパク質・核酸のような生体高分子化合物では，H^+ と結合するアミノ基や H^+ を放出するカルボキシル基などの極性官能基が多数存在するため，数十という多価イオンが生成する．
- トランスサイレチン分子の ESI マススペクトルについては，汎用型質量分析計の測定可能な質量範囲は m/z 2,000〜4,000 程度であるが，酸性溶液中では容易に多価イオンを形成し，トランスサイレチン完全分子の理論値より 1/10 から 1/19 の m/z の位置に多価イオン群がマススペクトルとして測定可能範囲内に出現する（図5）．
- 実際には10価から19価イオンが検出され，{（1価イオン「m/z」×1）+（2価イオン「m/z」×2）+（3価イオン「m/z」×3）+ …… +（n価イオン「m/z」×n）}/n なる計算式にてデコンボリューションスペクトルが描写され，平均分子量の値が求められる（図6）．

付加イオンおよび分子量関連イオン

- ESI 法では，中性分子に H^+ が付加したプロトン付加分子，あるいは脱離した脱プロトン分子以外に Na^+，K^+，Li^+，Rb^+，Cs^+ などのアルカリ土類金属イオンや NH_4^+，$HCOO^-$，CH_3COO^-，

4 マススペクトル

表3 LC/MS（ESI）のマススペクトルで観測される付加イオン種

移動相溶媒		生成しやすい付加イオン
＊正イオン検出		
	メタノール	$[M+H]^+$, $[M+NH_4]^+$, $[M+Na]^+$, $[M+K]^+$
	アセトニトリル	$[M+H]^+$, $[M+NH_4]^+$, $[M+Na]^+$, $[M+K]^+$
	含酢酸アンモニウム	$[M+H]^+$, $[M+NH_4]^+$
	トリエチルアミンなど	$[M+H]^+$, $[M+H+N(CH_2CH_3)_3]^+$
＊負イオン検出		
	酸を含まない溶媒系	$[H-H]^-$, $[M+Cl]^-$
	酢酸, 酢酸アンモニウム含む	$[H-H]^-$, $[M+CH_3COO]^-$
	ギ酸含む	$[H-H]^-$, $[M+HCOO]^-$
	トリフロロ酢酸含む	$[H-H]^-$, $[M+CF_3COO]^-$

CF_3COO^- など移動相溶媒に添加された酸性化溶液の付加イオンとして出現する（表3）．これらも分子量関連イオンという．

□ 分子量関連イオンには，解析対象の質量数を知るうえで重要な情報が含まれており，その種類は採用するイオン化法や試料の性質により様々である．

□ 一般には，$M^{+\cdot}$：分子イオン，M^{n+}：多価分子イオン，$[M+Metal]^+$：アルカリ土類金属等付加分子イオン，$[M+H]^+$：プロトン付加分子，$[M-H]^-$：脱プロトン分子，$[M+_nH]^{n+}$：多価プロトン付加分子，$[M-_nH]^{n-}$：多価脱プロトン分子などがある．

窒素ルールと分子量

□ 有機化学では，一般的に「分子内に窒素原子を含まない，または偶数個含む場合は，その分子量は偶数であり，奇数個含む場合は奇数である」という決まりがある．

□ マススペクトルから得られた分子量関連イオン m/z 値が，偶数か奇数かによって窒素原子に関する情報が得られる[注2]．ただし，分子イオンは正イオンなら $M^{+\cdot}$，負イオンなら $M^{-\cdot}$ であり，分子イオンは整数質量で表記されていなければならない．

□ 分子量関連イオンがプロトン付加分子 $[M+H]^+$，ナトリウムイオン付加分子 $[M+Na]^+$，あるいは脱プロトン分子 $[M-H]^-$ である場合は，窒素ルールが逆転する．

注2）窒素原子を1個含む中性アミノ酸，酸性アミノ酸や，含まない脂肪酸は分子量が奇数であり，塩基性アミノ酸類は2個含まれており，分子量は偶数となる．

高分解能マススペクトル

□ 質量分析計の性能を評価する物差しとして分解能がある．

□ 近接する m/z 値をもつ2個のピークを分離できるか否かを表している．

□ この分解能の数値が大きいほど，近似する質量数差をより十分に区別可能であることを意味している．

□ 高分解能質量分析計では，m/z を 0.0001 u の精度で分子質量数を決定できるため，この精密分子質

Part.1 基礎編

表4 同位体の精密原子質量

同位体	質量	同位体	質量
^1H	1.007825	^{32}S	31.97207
^{12}C	12.000000	^{35}Cl	34.96886
^{14}N	14.00307	^{37}Cl	36.96590
^{16}O	15.99492	^{79}Br	78.91835
^{19}F	18.99840	^{81}Br	80.91635

量[注3]がわかれば化合物の分子式が決定できる.

□「Part.1　1. 質量分析の基礎」(p.5 図5参照)で示すように近接したマススペクトルのピークの交差点がベースラインからピークトップの高さの10%の位置にあるとき,十分な分解能があると評価できる.このイオンの質量がm,重なりの谷の位置でのピーク幅Δmとすると,質量分解能は$m/\Delta m$で表される(10%谷の分解能).

□実際には独立した個々のピーク高さの50%の位置でのピーク幅(半値幅)をΔmとして分解能を計算する.半値幅法の分解能は10%谷の分解能の2倍ほど高い.

□分解能($m/\Delta m$)は,広い質量範囲で分解能が一定の質量分析計では質量mが小さければピーク幅Δmも小さくなるので2個のピーク間隔は広い.しかし,mが大きくなり分解能付近になると2個が重なってしまう.

□磁場型質量分析計はこのような性質をもっているが,四重極型質量分析計はmが一定以上になると分解能が低下するため,分解能は単にピーク幅Δmだけで表記される.

注3)たとえば,整数分子質量が72の化合物には,ペンタンC_5H_{12}他,C_4H_8O,C_4H_5F,$C_3H_6N_2$,$C_3H_4O_2$の5種類の分子式をもつ化合物が考えられる.表4に示す精密原子質量を元に計算すると,それぞれ異なる精密分子質量をもっていることがわかる.

◉参考文献

・丹羽利充 編：最新のマススペクトロメトリー.化学同人,1995
・原田健一,他 編：LC/MSの実際—天然物の分離と構造決定—.講談社,1996
・志田保夫,他 著：これならわかるマススペクトロメトリー.化学同人,2001
・原田健一,他 編：生命科学のための最新マススペクトロメトリー.講談社,2002
・日本質量分析学会 編：マススペクトロメトリーってなあに.国際文献社,2007
・日本質量分析学会用語委員会 編：マススペクトロメトリー関係用語集第3版.国際文献社,2009
・丹羽利充,他 編：医用質量分析ガイドブック.診断と治療社,2013

Part.1 基礎編

5 ハイフネーテッド法

中西豊文

到達目標

- LC/MS を説明できる
- GC/MS を説明できる
- CE/MS を説明できる

ハイフネーテッド法とは

□ ハイフネーテッド（hyphenated method）法とは，高速液体クロマトグラフィー（high-performance liquid chromatography：HPLC），ガスクロマトグラフィー（gas chromatography：GC），キャピラリー電気泳動法（capillary electrophoresis：CE）などを質量分析計に連結して分析する方法である．

□ ハイフネーテッド法の進歩は目覚ましく，これまでの分離手段では難しかった分子を標的にした超臨界流体クロマトグラフィー（supercritical fluid chromatography：SFC）などを質量分析計にオンラインで連結し，分離した種々の標的分子を解析する方法が確立され，今日幅広く応用されている．1回のオンライン分析によって得られる解析情報の模式図を図1に示す．

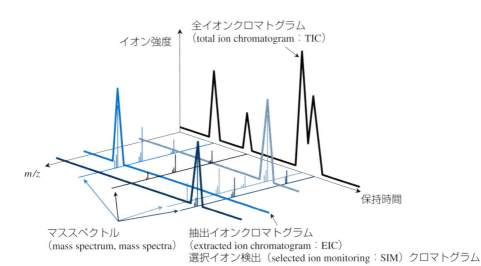

図1　1回のオンライン分析によって得られる解析情報の模式図

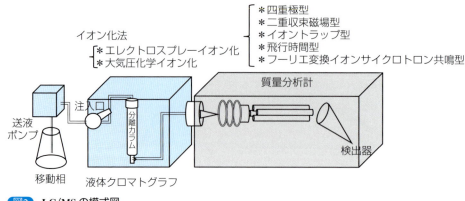

図2 LC/MSの模式図

> **LC/MS：分離手段としてHPLCを用い，分離した薬物～ペプチド/タンパク質/核酸などをイオン化させ m/z に基づき分離し，一斉分析する**

☐ HPLCは，高分子量物質であるタンパク質・核酸類や脂肪酸，リン酸ペプチドおよび有機酸など広範囲な生体分子の高速測定が可能であり，オミクス研究で利用されている．

☐ しかし，移動相の溶媒選択やイオン性物質の質量分析計との相性など種々の問題がある．また，個々の物質の分離定量という観点では，使用カラムの理論段数が比較的低いことが難点である．さらに，カラム充填剤への標的分子の吸着が問題になる場合もある．

☐ LC/MS装置は，液体クロマトグラフ，インターフェース部，質量分析計にて構成される（図2）．

☐ インターフェース部は，LCにて分離された標的分子を移動相溶媒とともに霧状に噴霧する過程でイオン化を行い，イオン化した成分だけを質量分析部に導入する．

☐ 質量分析部の真空度を維持しなければならないため真空ポンプの排気容量は重要である．

☐ 質量分析計として，四重極型，二重収束磁場型，イオントラップ型，飛行時間型，フーリエ変換イオンサイクロトロン型[注1]が用いられる．

☐ 液体クロマトグラフィータンデム質量分析（liquid chromatography/tandem mass spectrometry：LC/MS/MS）は，特定の m/z のみを選択し断片化することができるので，夾雑物の影響を受けずに分子内構造情報を得ることができ[注2]，共通の部分構造をもつ類似化合物の中から選択的に抽出することができる[注3]．

注1）フーリエ変換イオンサイクロトロン共鳴質量分析計の特徴は，超高分解能を有し，高質量の電荷粒子を破壊せず直接高分解能測定でき，しかも単独でMS/MS解析が可能なこと．欠点は，残留ガスの衝突を回避するために超高真空が必須で，超伝導磁石を超低温に冷却するため液体ヘリウムが大量に必要なため，装置が大型で高価なこと．

注2）プロダクトイオンスキャンと称する（図3a）．その応用例として抗原ペプチド内アミノ酸配列の同定例を図3bに示す．

注3）プリカーサーイオンスキャンと称する（図4a）．その応用例として先天性代謝異常症患者尿のアシルカルニチン解析例を図4bに示す．

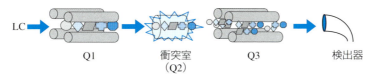

Q1で目的イオンのみを通過させ，衝突室内で生成したフラグメントイオンのスペクトルをQ3で観測

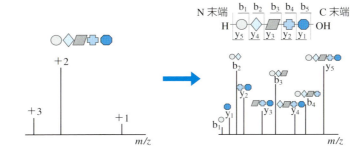

図3a プロダクトイオンスキャンの様式

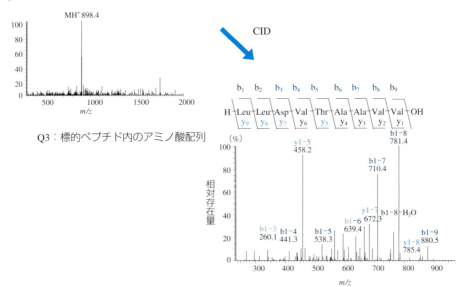

図3b 抗原ペプチド内アミノ酸配列の同定例

LC/MSで汎用されている分離モード

(1) 逆相クロマトグラフィー

☐ 使用カラムの固相は，オクタデシル(C18)基などの疎水性官能基を用いる分離モードが最も広く用いられている．

☐ とくに，疎水性の強い物質に対して最適であり，質量分析計とオンライン接続した応用例が多く，移動相として含水有機溶媒が適している．

☐ 生体中の脂質類を網羅的に解析するリピドミクスの分離法として汎用されている．

☐ 通常，逆相モードでは極性物質は保持し難いが，イオンペア試薬[注4]を用いることにより改善される．

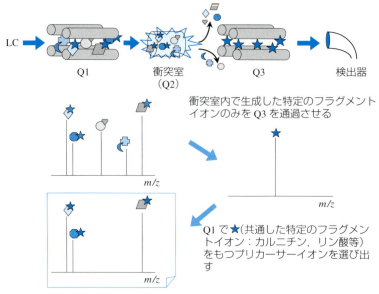

図4a プリカーサーイオンスキャンの様式

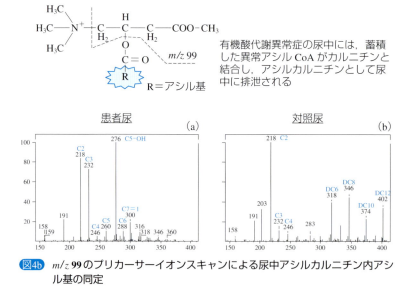

図4b m/z 99のプリカーサーイオンスキャンによる尿中アシルカルニチン内アシル基の同定

- イオンペア試薬の特性は，標的分子がもつ電荷と正負逆の電荷をもち，両者間でイオンペアを形成することにより電荷が消滅し，極性が低下し固定相に分配されやすくなり，固相での保持力が増大する．
- LC/MSの場合，イオン源内でも標的分子とイオンペアを形成し感度低下を引き起こす可能性がある．
- C18以外の極性の高い官能基を修飾した固相を利用することにより極性物質を分離することも可能となる．

注4) 酸や塩基がイオン解離すると水に易溶性となるため，逆相系充填材(例：オクタデシル基で修飾された化学結合型シリカゲル)にほとんど保持されなくなる．標的分子と移動相中でイオン結合させる試薬をいう．

(2)親水性相互作用クロマトグラフィー

☐ 固相に未修飾シリカゲル等を用いる親水性分離モードで，移動相として n-ヘキサンなどの低極性溶媒を用い，順相クロマトグラフィーとして脂質類などおもに低極性物質の分離に汎用されていた.

☐ 近年，生体試料中の極性物質の分離のため，移動相にアセトニトリルなど含水高極性溶媒の利用が広まった.

☐ 移動相は，含水有機溶媒で，高極性の試料も溶解でき，揮発性でありイオン化効率もよく質量分析計との相性もよく，LC/MS としての報告例も多い.

☐ 特徴は，高速分析が可能で，同時にカチオン，アニオン，極性中性物質を分離できるが，高有機溶媒系での試料の溶解度が低下する.

(3)イオンクロマトグラフィー

☐ 固相にイオン交換樹脂を用いる分離モードで，等電点が異なるタンパク質の最適な手法であり，そのほか無機イオンや有機酸，アミノ酸などのイオン性物質，極性物質などが解析対象となる. 陽イオンと陰イオンモードがある.

☐ 陽イオンモードは，固相にスルホン酸基，カルボン酸基，リン酸基を有する陽イオン交換基を，移動相の pH を徐々に上げていくと，先に酸性物質が，その後塩基性物質が溶出される.

☐ 陰イオンモードは，アンモニウムイオンなどの陰イオン交換基を固相に，移動相の pH を徐々に下げていくと，先に塩基性物質が，その後酸性物質が溶出される.

☐ 移動相には高濃度の水系緩衝液を用いることが多く，一般的には質量分析計との相性はよくなく，メタボロミクスに代表される網羅的な測定は難しい. しかし，100 μL 単位の大量注入が可能であることから感度はよい.

(4)SFC

☐ 移動相には超臨界流体[注5]と任意に混合できるアルコール類が用いられるが，HPLC では汎用されているアセトニトリル，ジクロルメタンなどの溶媒系は二酸化炭素に難溶性でありほとんど使用されない.

☐ また，二酸化炭素は加圧度合いにより極性が変化するため単独使用例もある. 検出器には紫外吸光度，可視吸光度，ダイオードアレイ，円二色性検出器など HPLC で汎用される検出器ほか，質量分析計にも接続して使用されている.

☐ 特徴は，HPLC では分離困難なキラル化合物[注6]の分離に汎用されている. それ以外に，脂溶性化合物，低極性化合物の分離に用いられ，石油化学分野では GC 分析が困難な物質にも応用されている.

注5)物質固有の気/液臨界点，とくに臨界温度を超えた状態の流体を意味する. 高密度ガス，超高圧ガスともいわれ，二酸化炭素が一般的である.

注6)実像と鏡像を重ね合わせることができない性質をキラルとよび，その性質をもつ化合物を指す. D/L-乳酸，リン脂質，トリアシルグリセロールなど.

GC/MS：試料の分離手段として GC を用い，主として低分子量物質の一斉分析等に用いられる

☐ GC は，気化しやすい化合物の同定・定量に用いる比較的高分離能な測定法である.

☐ 試料と移動相が気体であることが特徴であり，有機酸，脂肪酸や芳香族化合物のような揮発性物質の測定に適している.

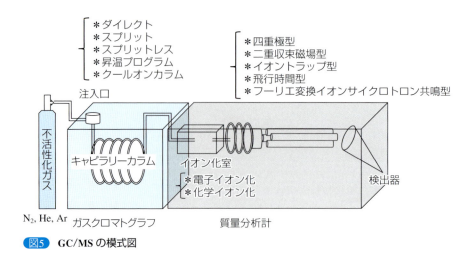

図5 GC/MSの模式図

- 固相には，無極性からポリエチレングリコールの高極性シリカなどが4種類の固相が用いられる．
- とくに，光学異性体の分離にはシクロデキストリン[注7]系混合シリカが使用される．
- 試料注入法には，加熱気化法と非加熱法があり，前者にはダイレクト，スプリット，スプリットレス，昇温プログラム法が，後者にはクールオンカラム法がある．
- とくに，スプリットレス法は，瞬時に加熱気化させた試料を全量カラム内に導入でき，微量分析に適している．
- しかし，導入時間が長くなるとピーク幅が広がってしまう．それを回避するために，溶媒効果[注8]，コールドトラップ効果[注9]などにて改善する．
- クールオンカラム法は，加熱分解しやすい試料や，高沸点で組成変化しやすい試料の測定に使用される．
- GC/MS装置は，ガスクロマトグラフ，インターフェース部，質量分析計にて構成される．
- 通常，GC単独での測定条件を用いるが，イオン化部では，10^{-4} Torr以下の真空が必須であり，キャリアガス流量，使用カラム長，内径を制限する必要がある．
- インターフェース部は，GCからの溶出成分の吸着や分解が起きないように内面は不活性化され，温度制御されており，実際にはカラム温度よりわずかに低い温度に設定されている．
- 質量分析計のイオン化法は，ECやCIが用いられる（図5にGC/MSの模式図を示す）．
- 注入口から導入された試料は，まず高温の気化室で気化した後，ヘリウム，窒素，アルゴンガスなどの高純度の不活性キャリアガスにてカラム内に移動し，各成分は分離される．
- しかし，不揮発性物質を測定する場合には誘導体化が必須であるため，定量性に問題が生じる．GC単独では，各成分のピークが十分に分離されなければならず，カラムの種類とカラム温度の制御が大切であり，通常は昇温分析にて行う．
- 生体中の多くの代謝物質は不揮発性であり，汎用性の面ではHPLCに劣る．しかし，GCの利点である炭化水素，脂肪酸，アルコールなど沸点の勾配によって分離される揮発性物質の分析に優れているため，醸造，香料，油脂，石油化学等の分野で汎用されている．

注7) 複数分子のD-グルコースが，α-1,4グリコシド結合にて環状構造を取った環状オリゴ糖の一種．
注8) カラム温度を試料溶解液の沸点以下にすることで，カラム先端に試料を凝縮させる．
注9) 標的分子の沸点に対して，試料注入時のカラム温度が低いほど，試料のカラム内移動速度が低くなることにより，カラムの先端に試料が濃縮される．

5 ハイフネーテッド法

表1 CE，LC，GC 分離法の特徴

	キャピラリー電気泳動 （CE）	液体クロマトグラフィー （LC）	ガスクロマトグラフィー （GC）
対象物質	イオン性物質	あらゆる物質	揮発性物質
サンプルの誘導体化	不要	不要	必要な時がある
理論段数	$10^4 \sim 10^6$	10^4	$10^4 \sim 10^5$
構造異性体の分離	可能	困難	可能
MSとの接続	良好	＊測定法依存	良好
解析時間	30～45分	＊測定法依存	30～60分
溶出サンプルの分取	不可能	可能	不可能

＊イオン交換モードでは不可

CE/MS：試料の分離手段として CE を用い，低分子量〜高分子量イオン性物質の一斉分析に用いられる.

□ CE は，長所として次の点があげられる.

- ・理論段数が高く分離性能がよく質量分析計との相性がよい.
- ・分離原理が比較的単純であり，装置自体もシンプル.
- ・フューズドシリカキャピラリーを用いるため損失試料量が少なく，MS 解析時でのイオン化阻害が起こりにくい.

□一方，欠点として次の点があげられる.

- ・試料の液性やキャピラリー温度の影響を容易に受ける.
- ・試料のイオン強度を高くできない.
- ・試料注入量を十分に増やすことができないため検出限界を高めることが難しい.
- ・脂溶性物質や電気的中性物質の分離が難しいなどの特徴を有する新しい分離分析手法として低分子化合物やペプチド・タンパク質，核酸類など高分子量化合物の測定にも応用されている.

□ CE，LC，GC 分離法の特徴を表1 に示す. CE 法は，イオン性物質の移動度の差を利用して解析対象試料中に存在する数百〜数千の代謝物質を一斉に分離することが可能であり大きな成果を上げている.

□しかし，CE は他の分離法に比して高分離能を有しながら，HPLC や GC ほど汎用されていない. その理由は，検出器として用いる紫外吸光度やダイオードアレイでは，感度および定性能力にも限界があった.

□そこで，高い構造解析能力と検出感度を有する質量分析計が GC や HPLC のみならず CE にもオンライン接続できるようにインターフェースが開発され CE/MS として使用されるようになった.

□図6 に CE/MS の模式図を示す. 本装置の利点は，CE の高分離能と MS の高感度，高選択性やその構造解析能力とが融合した新しい分析手法であり，CE 本体の欠点を補う解析装置である.

□ CE に適した質量分析計として飛行時間型があり，一定距離を飛行するのに要した時間を測定し m/z を求める装置である.

□全質量範囲のイオンをすべて検出することが可能で，しかも測定時間が非常に短く，高分解能が得

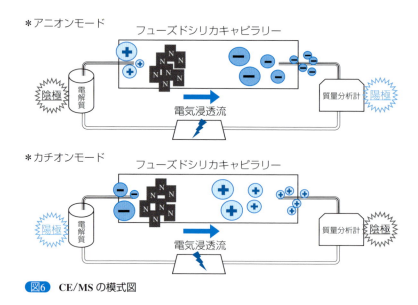

図6 CE/MS の模式図

られるなどの利点を有しており，高分解能でピーク幅の狭いクロマトグラムが得られる CE との相性がよい．

□生体試料を対象にする場合，アミノ酸，アミン類，ヌクレオチド，糖質，脂質などのカルボキシル基，リン酸基，アミノ基などの極性官能基をもつイオン性物質が対象となる．

□さらに，DNA, RNA およびタンパク質分子から派生するフラグメント化物質も解析対象である．それら物質の物理化学的性質は，特定溶媒への溶解性（極性度合い），イオン電荷（電離度の違い），揮発性（沸点の違い）および分子の大きさ（分子量）など多種多様な要素を含んでおり，CE/MS はあらゆる生体試料にも対応できる最適な網羅的解析手法である．

□実際には，CE/MS 装置のキャピラリー電圧を印加すると陽イオン性物質は陰極側に移動し，キャピラリー内でその物質特有の電荷と水和イオン半径の違いで分離され，陰極にオンライン接続された質量分析計に導入される（図6）．導入された物質は，質量数に基づき選択的かつ高感度に検出される．

□さらに，フルスキャン，プリカーサーイオンスキャン，プロダクトイオンスキャンモードにて，次の情報が得られる．

> ・分子量関連情報　　　・分子内構造情報　　　・修飾構造情報

□CE/MS 法の優れている点は，中空のキャピラリーを用いているため，陽イオン性物質を解析対象とする場合は，質量分析計を陰極側に，陰イオン性物質の場合は，陽極側に接続すれば細胞内イオン性物質の一斉分析が可能となる．

● 参考文献
- 丹羽利充 編：最新のマススペクトロメトリー．化学同人，1995
- 原田健一，他 編：LC/MS の実際―天然物の分離と構造決定―．講談社，1996
- 志保保夫，他 著：これならわかるマススペクトロメトリー．化学同人，2001
- 原田健一，他 編：生命科学のための最新マススペクトロメトリー．講談社，2002
- 日本質量分析学会 編：マススペクトロマトリーってなあに．国際文献社，2007
- 日本質量分析学会用語委員会 編：マススペクトロメトリー関係用語集第3版．国際文献社，2009
- 丹羽利充，他 編：医用質量分析ガイドブック．診断と治療社，2013

Part.1　基礎編

定量分析

中西豊文

到達目標

○ 選択反応モニタリング(SRM)，選択イオンモニタリング(SIM)，
全イオンモニタリング(TIM)について説明できる
○ 絶対検量線法，内部標準法について説明できる
○ 安定同位体希釈法について説明できる

選択反応モニタリング(selected reaction monitoring：SRM)

☐ 四重極型タンデム質量分析計で多用される，ある特定の質量範囲を解析し，標的分子のみを検出する方法で高い選択性が得られる．

☐ 一般的な不特定多数のプロダクトイオンスペクトルを取得する定性分析とは，測定対象を限定する点で異なる．

☐ プロダクトイオンスキャン法とプリカーサーイオンスキャン法を組み合わせた解析方法である．

☐ 実際には，プリカーサーイオンとプロダクトイオンを組み合わせた特定のフラグメンテーションをモニターしている(図1)．

☐ 第1の四重極(図1ではQ1と表記)で標的分子の分子量関連イオンをプリカーサーイオンとし，その m/z を分離・選択する．

☐ 選択された m/z のみをアルゴンやヘリウムなど不活性ガスで満たされた第2の四重極(衝突室：Q2)に導入し，Q2内でフラグメント化されプロダクトイオンが生成される．

☐ 続いて，生成されたプロダクトイオンの中で，特定の m/z をもつイオンのみを第3の四重極(Q3)で選択することにより，標的分子のみを検出することができる．

☐ 利点は，標的 m/z 以外の共存シグナルを大幅に低減することができ，その結果ノイズに埋もれて検出が困難であった微量成分についても検出が可能である．

☐ 多成分を同時に一斉分析できること，さらに測定中に質量範囲を切り替えることで，複数の標的 m/z を同時に分析することが可能である．

☐ 図2a)，b)，c)に，カフェインのフルスキャン，プロダクトイオン，SRMモードでの解析結果をそれぞれ示す．

☐ フルスキャンモードでは，測定範囲を m/z 50〜500，スキャン速度を1秒に設定した場合，1u当たり0.002秒となる．

Part.1 基礎編

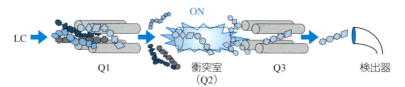

Q1で目的イオンのみを通過させ，衝突室内で生成した特定のフラグメントイオンのみをQ3で観測

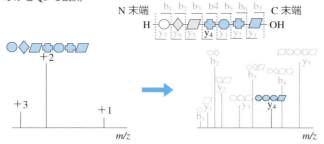

図1 選択反応モニタリング（SRM）

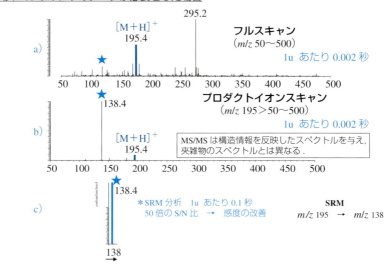

図2 SRMはスキャンを行わないで，検出感度向上に特化した方法

- プロダクトイオンスキャンモードでは，プリカーサーイオンを m/z 195 に設定し，測定範囲を m/z 50〜500，スキャン速度を1秒に設定した場合，同様に1u当たり0.002秒となる．
- SRMモードでは，プリカーサーイオンを m/z 195 に設定し，追跡イオンを m/z 138 とすると，スキャン走査を実施しないので1u当たり1秒となる．
- さらに，シグナル/ノイズ比が他の2法に比して格段によくなり，検出感度の向上に寄与する．

選択イオンモニタリング（selected ion monitoring：SIM）

- 本モード解析は，スキャンモードに比して検出感度が向上するが，マススペクトル情報が得られないため，同じ m/z を有する類似分子の可能性が排除できない．また，標的分子のみの量的変動の情

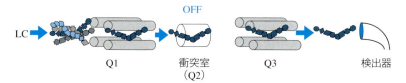

Q1 で標的イオンのみを選択・通過させ，衝突室は OFF で Q3 もそのまま通過，検出器に到達し標的イオンを検出する

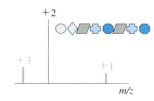

図3　選択イオンモニタリング（SIM）

報しか得られない．
- 本モードは標的分子ごとにその化合物特有の m/z をあらかじめ決めておき，その m/z をもつイオンだけを質量分析計内に通過させて標的分子の m/z に基づく抽出イオンクロマトグラムを作り追跡する方法である（図3）．
- 本モードでは，定量分析に重要な標的分子特有の m/z イオンのみを追跡しているので，ノイズレベルが低下することでフルスキャンモードより高感度な測定が可能で，定量値のバラツキ度も低下するため微量成分の検出に最適なモードである．
- 定量分析に用いる標的分子 m/z の特徴としては，検出感度を高めるためにその相対強度が大きい m/z であること，また共存分子との重複を回避するため可能な限り m/z が大きいことが理想である．
- 本モードでは，解析対象のマススペクトル情報は得られないことが欠点であるが，定量分析用のイオン強度の大きい m/z と，確認用として標的分子特有の m/z を同時に追跡し，その得られたイオン強度比を標準品での比率と比べることにより他成分の混在の有無を判定できる．
- 通常，標的分子の同定操作を実施するため検出感度を犠牲にしてでも，フルスキャンモードを用いて分子内構造情報が得られるマススペクトルを取得し，それぞれのピークの意味付けを行い，標的分子由来のピークが同定できた後，そのピークに着目して検出感度の高い SIM モードで微量定量を行う（表1）．

全イオンモニタリング（total ion monitoring：TIM）

- 一般的には，フルスキャンモードと呼ばれ，選択した範囲のイオンをすべて検出するように質量分析計を作動させる手法で，各走査 m/z のイオン量の積算値を全イオン電流（total ion current：TIC）という．
- LC/MS や GC/MS において，取得したマススペクトルから求められる全イオン電流を縦軸に，溶出時間を横軸にプロットしたクロマトグラムを全イオン電流クロマトグラム（total ion current chromatogram：TICC）という．

Part.1 基礎編

表1 スキャンモードとその特徴

スキャンモード	第1の四重極 Q1	衝突室 Q2	第3の四重極 Q3	特徴
フルスキャン	スキャン	OFF	—	全イオンを検出する
選択イオンモニタリング（SIM）	セレクション	OFF	—	Q1にて選択された特定イオンのみを衝突室，Q3を通過させ，そのまま検出する
プロダクトイオンスキャン	セレクション	ON	スキャン	選択したイオンのみをQ2内にてフラグメント化しQ3にて全イオンを検出
選択反応モニタリング（SRM）	セレクション	ON	セレクション	Q1にて選択されたイオンをQ2内にてフラグメント化し，生成した特定のイオンのみをQ3にて検出する
プリカーサーイオンスキャン	スキャン	ON	セレクション	Q1はフルスキャン，Q3にて特定イオンのみを検出する
ニュートラルロススキャン	スキャン	ON	スキャン	Q1はフルスキャンモード，全イオンをQ2内にてフラグメント化し，Q3ではフラグメント化し小さくなった分をシフトさせた範囲をスキャンし，フラグメント化した特定イオンのみを検出する
ニュートラルゲインスキャン	スキャン	ON	スキャン	Q1およびQ3はフルスキャンモード，Q2内での反応で付加すると予想される中性分子の質量分だけシフトさせた範囲をスキャンする

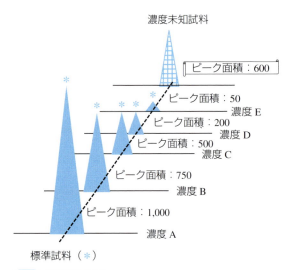
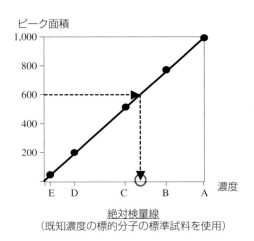

図4 絶対検量線法

絶対検量線法

□ 標的分子と同じ成分であらかじめ濃度が既知の標準試料を同じ分析条件で解析した場合，標的分子のピーク面積またはピーク高さは，成分量に比例すると考えられ，この特徴を利用したのが絶対検量線法である（図4）．

□ まず，数段階に濃度の異なる標的分子の標準溶液を作成しSIMモードにて解析し，各々の濃度における標的分子特有のm/zのピーク面積またはピーク高さを算出する．

表2 絶対検量線法の利点と欠点

利点	欠点
・試料調整が容易 ・標的分子のみが検出できれば定量計算が可能である	・測定範囲が狭い ・測定条件の変化(＝試料注入量, 試料濃度, 試料中の共存物質)が定量値の誤差につながる

□縦軸には標的分子の含有量(濃度), 横軸にはピーク面積またはピーク高さを表記し, 検量線を作成する.

□このように, 検量線を用いて標的分子の絶対量を求める方法を絶対検量線法, または外部標準法という(**表2**).

□絶対検量線法の操作手順は, 次の通り[注1]である.

①分析対象成分の標準混合溶液を, 3～5段階程度の濃度に調整する.

↓

②調整した標的分子の標準溶液の一定量を注入してSIMモードにより解析を行い, SIMクロマトグラムからピーク面積またはピーク高さを算出する. これを各段階の濃度試料について実施する.

↓

③横軸に標的分子の標準溶液の濃度, 縦軸にピーク面積またはピーク高さを表示した検量線を作成する. 検量線は定量成分ごとに異なる.

↓

④検量線を作成した分析と同一条件で未知試料の分析を行い, ピーク面積またはピーク高さを測定する.

↓

⑤未知試料のピーク面積またはピーク高さを検量線に照らし合わせて標的分子の濃度を算出する.

注1)絶対検量線法は非常に便利な定量法だが, 含有率を求める場合には注意が必要で, 試料注入量にバラツキがある場合は, 解析結果の正確性に欠ける.

内部標準法

□まず, 既知濃度の標的分子の標準溶液にその類似構造をもった内部標準(IS)を一定量添加した混合溶液を作成し, SIMモードにて解析し, 両者間のピーク面積比またはピーク高さ比を用いて検量線を作成する.

□この際, 検量線の横軸には絶対検量線法とは異なり標的分子の濃度ではなく, 内部標準と標的分子の標準溶液の濃度比を表示する.

□この方法では, 質量分析計の感度やサンプル導入量に変化があった場合の変動が補正できる.

□次に, 標的分子を含む未知試料に一定量の内部標準を添加し, 両者間のピーク面積比あるいはピーク高さ比から検量線より標的分子の定量値を算出する(**図5**).

□内部標準法の操作手順は, 次の通り[注2]である.

Part.1 基礎編

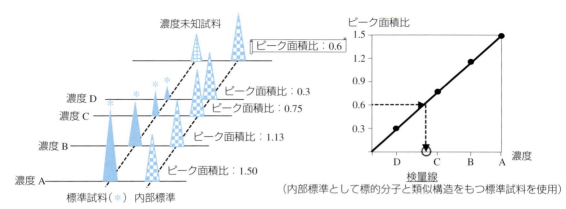

図5 内部標準法

①標的分子の標準溶液を，3〜5段階の濃度に調整する．
↓
②内部標準溶液を一定量添加する．
↓
③SIMモードにて測定する．
↓
④調整した標的分子の標準溶液と添加した内部標準の濃度比を横軸に，ピーク面積比を縦軸にプロットして検量線を作成する．
↓
⑤未知濃度試料に一定量の内部標準を添加する．
↓
⑥同様にSIMモードにて解析する．
↓
⑦検量線にピーク面積比を当てはめてその濃度比を求め，その数値に内部標準濃度を乗じて標的分子の濃度を算出する．

注2）絶対検量線法と異なり，分析装置の感度や試料導入量に変化があった場合の変動が補正できる．また，MS解析前に試料前処理を行う場合，一定量の内部標準液を前処理の前に添加し，前処理でのバラツキを補正する．

安定同位体比を指標にした定量分析

□同位元素は，時間とともに放射性崩壊（放射能を発して中性子を放つ）を起こす放射性同位元素と，自然界で一定の割合をもって安定的に存在する安定同位元素の2種類が存在する．

□後者は，同じ元素であるが重さが違う，放射能を出さないという特性をもっており，^{2}H，^{13}C，^{15}N，^{18}Oなどの安定同位元素で標識された標的分子の標準品を内部標準に用い定量する手法や炭素同位比を用いた識別法など，地球環境で汚染物質の由来の解明，遺伝子識別不可能な農産物の原産地の識別，スポーツ界でのドーピング検査や医学・法中毒分野など様々な分野で利用されている（図6）．

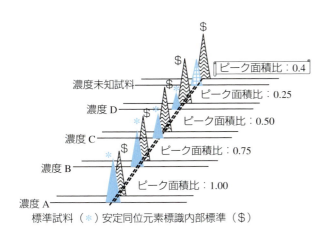
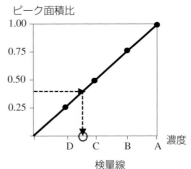

図6 安定同位体比を指標にした定量分析

(1) 尿中有機酸定量分析における安定同位元素標識体の有用性[1-4]

□ 有機酸定量分析は，n-ヘプタデカン酸（n-HDA）を用いた内部標準法では，n-HDA と各有機酸との化学構造，pKa などの物理化学的性質の違いによって，尿からの個々の有機酸分子の抽出効率や尿抽出物の前処理としてのトリメチルシリル誘導体化効率の相違によって尿中有機酸定量値にバラツキが生じる．

□ しかし，安定同位元素にて標識された種々の有機酸標品を内部標準に用いれば，有機溶媒抽出や誘導体化など前処理操作に由来するバラツキを回避できるので，精度の高い尿中有機酸定量分析が可能となり，現在では先天性代謝異常症の診断スクリーニング法として採用されている．

(2) 同位体比を指標とする中毒起因分子の鑑別法[5]

□ 警察鑑定で由来不明の化合物を調べる方法の1つとして，押収された覚せい剤，大麻，コカイン原末に含まれている不純物を調べ，その流通ルートを特定することが試みられている．

□ しかし，被疑者尿など複雑な組成をもつ生体試料では困難を極めた．

□ 一方，炭素の安定同位体比[注3]は，由来識別要素として活用できる情報であり，同一化学種を異同識別するうえで有用であることから，違法薬物の流通ルート解明など同位体比質量分析法の薬毒物や食品への応用が期待される．

注3) 自然界の炭素は，質量数が12の^{12}Cが98.9%と質量数が13の^{13}Cが1.1%で構成されている．その比率の変動を明らかにすることにより起源推定や産地判別が可能となる．

(3) プロテオミクスにおける安定同位元素標識体の有用性[6]

□ ゲノム研究は，ヒトゲノムの全塩基配列の解析が完了した2003年以降，塩基配列のどの部分がどう違えば（＝遺伝子多型），どのように個人差に結びつくか（＝表現型）を明らかにすることが，その大きな目的の1つとなっている．

□ そのためには，生体中のタンパク質の発現量，細胞内局在，翻訳後修飾を含む構造変化を明らかにし，その変動が生体内の代謝，排泄などにどのように関与するのかを突き止めることが非常に大切である．

□ これまでプロテオミクス[注4]は，特定条件下での生体内タンパク質群の網羅的研究において，生体システムの複雑な系を解析する重要なツールとして発展してきた．

Part.1 基礎編

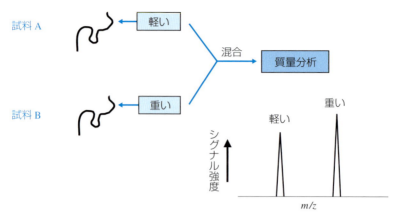

図7 同位体コードアフィニティタグ（isotope coded affinity tag：ICAT）法

- □本研究によって得られた成果は，診断や治療に向けた新規バイオマーカーの発見や創薬に利用されている．
- □とくに，がん，糖尿病，高血圧や心筋梗塞などに代表される生活習慣病など，様々なヒトの病気において疾患発症，発症前状態および健康状態下での生体内タンパク質の質的・量的変動解析に安定同位元素標識体は有用である．
- □ソフトイオン化質量分析法が開発されたことにより生体内タンパク質の解析技術が進歩し，分子レベルでの病因解明に貢献している．
- □同様に，タンパク質の安定同位体標識技術の進歩により，生体内の重要なタンパク質の量的変動を定量化することが容易となった．
- □その結果，内因性または外因性刺激による細胞内タンパク質の網羅的発現量や，疾病−類似疾患−健康の3者間における相対定量解析が行われている．
- □定量プロテオミクスの特徴は，部位特異的タグ[注5]，代謝反応，酵素反応[注6]を利用して，^2H，^{13}C，^{15}Nなどの重い安定同位元素を標的タンパク質に導入・標識する．
- □この重い安定同位元素で標識された標的タンパク質を内部標準とし，天然の安定同位元素で標識された試料の2種類をあらかじめ作成する．
- □その2種類の試料を1:1にて混合した解析試料を質量分析で測定し，軽いまたは重い安定同位体標識された同一のペプチド断片に由来する一対のマススペクトルピークを比較定量する．
- □標的ペプチドの軽い，または重い安定同位元素標識体のピーク強度を比較することによって，タンパク質の発現量の相対定量が可能となる（図7）．
- □この手法を用いれば，特定疾患，飢餓などの生体状態に由来する多種のタンパク質を同時評価することが可能となる．

注4）生体内の細胞や組織中のタンパク質の構造とその機能を総合的に研究する学問であり，タンパク質の分離・分析技術を用いてタンパク質の構造・機能や相互作用を明らかにし，ライフサイエンスや創薬などに応用する研究．
注5）*in vivo* 同位体標識：細胞を培養する際に，疾患群には安定同位元素にて標識したロイシンを窒素源として用い，対照群には通常のロイシンを用いて培養した後トリプシン消化し，両者を等量混合し，発現タンパク質のトリプシン消化ペプチド群を質量分析すると標的タンパク質の両者間の発現量の差を明らかにすることができるが，細胞培養系にしか適用できない．この手法を SILAC 法（細胞培養におけるアミノ酸を用いた安定同位体標識法）とよぶ．
ICAT（同位体コードアフィニティタグ）法：チオール標識用ビオチン型標識剤のリンカー部分の水素8個を水素

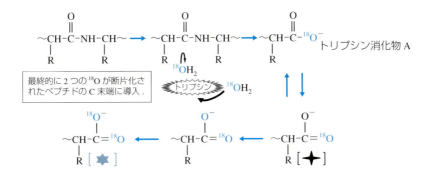

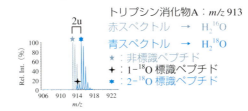

図8 $^{18}O/^{16}O$ 標識されたトリプシン消化ペプチドのスペクトル

（非標識）あるいは重水素（標識）としたものを使用し，疾患および対照群から抽出した標的分子をそれぞれH型/D型ビオチン標識試薬にて標識し，両者間を1：1にて混和後，トリプシン消化する．アビジンカラムにてビオチン標識ペプチド（＝システイン含有ペプチド群）を分離し，質量分析に供する．利点は，2次元電気泳動などによるタンパクの精製を必要としない点であり，反対に欠点は，システイン残基にしか標識できず，ビオチン重水素標識体と非標識体での分離パターンが異なる場合がある．図7に標準的プロトコールを示す．

注6）トリプシン消化^{18}O標識法：トリプシン消化反応を利用したペプチド標識法であり，ICAT法，SILAC法のような決定的な欠点もなく普遍性が高い．タンパク質のフラグメント化を重水（$H_2^{18}O$）中で実施すると，2個「^{18}O」が断片化されたペプチドのC末端に導入される．疾患群は重水「$^{18}O\ H_2$」下，対照群は「$H_2^{16}O$」下にて酵素反応を実施し，この2u差のペプチド群を質量分析にて解析する．図8に標準的プロトコールを示す．

文献

1) 中西豊文，他：安定同位体希釈法による代謝異常症検査―院内ルーチン検査への応用―．医療 **46**：317-323，1992
2) 中西豊文，他：安定同位体希釈法による尿中有機酸定量分析―ピリミジン代謝物―．医療 **45**：664-669，1991
3) 中西豊文，他：安定同位体希釈法による尿中有機酸定量分析―ミトコンドリアβ酸化障害―．医療 **45**：670-675，1991
4) 中西豊文，他：安定同位体希釈法による尿中有機酸定量分析―トリカルボン酸サイクル構成酸―．医療 **46**：423-427，1992
5) 植木真琴：ドーピング検査の動向　計測と制御 **45**：365-369，2006
6) Oda Y, et al.：Enrichment analysis of phosphorylated proteins as a tool for probing the phosphoproteome. *Nature Biotechnol* **19**：379-382, 2001

参考文献

・丹羽利充 編：最新のマススペクトロメトリー．化学同人，1995
・原田健一，他 編：LC/MSの実際―天然物の分離と構造決定―．講談社，1996
・志田保夫，他 著：これならわかるマススペクトロメトリー．化学同人，2001
・原田健一，他 編：生命科学のための最新マススペクトロメトリー．講談社，2002
・日本質量分析学会 編：マススペクトロメトリーってなあに．国際文献社，2007
・日本質量分析学会用語委員会 編：マススペクトロメトリー関係用語集第3版．国際文献社，2009
・丹羽利充，他 編：医用質量分析ガイドブック．診断と治療社，2013

Part. 2 応用編

Part.2 応用編

新生児マススクリーニング

山口清次

到達目標

- ○ 新生児マススクリーニングの概念を説明できる──────────── ☐ ☑ ☑ ☑
- ○ 先天性代謝異常症の生化学診断の原理を説明できる───────── ☐ ☑ ☑ ☑
- ○ タンデムマス・スクリーニングの分析モードについて説明できる── ☐ ☑ ☑ ☑
- ○ タンデムマス・スクリーニングにおける診断指標を説明できる──── ☐ ☑ ☑ ☑

新生児マススクリーニングとは

(1)概念

☐新生児マススクリーニング(以下, 新生児スクリーニング)は, 知らずに放置するとやがて障害の出てくるような先天性代謝異常症を生後早期に発見して治療介入し, 障害を予防する公衆衛生事業である.

☐広い意味では「聴覚スクリーニング」なども含まれる. 現在先進諸国を中心に普及している. この新生児スクリーニングに最近, 質量分析(タンデムマス法, tandem mass spectrometry：MS/MS)が導入されている(タンデムマス・スクリーニング)[1].

(2)歴史的背景

☐代謝異常症の新生児スクリーニングの歴史背景を表1 に示す.

☐ 1934 年 Foling は知的障害児の中から, 尿に塩化第二鉄を添加すると緑色に変色する「フェニルケトン尿症(phenylketonuria：PKU)」を発見した. 知的障害の原因として遺伝的な生化学異常をきたす疾患のあることを示した.

☐ 1953 年に, Bickel は, PKU 患者を生後間もなくよりフェニルアラニン制限ミルクで育てたところ知的障害から免れたことを報告した. 遺伝性疾患は治らないと考えられていた当時の常識を覆した画期的な報告であった.

☐ 1960 年頃に Guthrie が, 血液ろ紙を使って, 一度に多数の検体をきわめて安価に検査できる「ガスリー法による新生児マススクリーニング法」を開発した.

☐ 1963 年に世界で初めて米国の一部の州で PKU の新生児スクリーニングが開始された. わが国でも1977 年から新生児スクリーニングが公的事業として全国実施された[2,3].

☐ 1990 年代に米国で新しい検査法としてタンデムマス法が開発された. 検体は従来の血液ろ紙でよく, 測定精度も改善し, 対象疾患が飛躍的に拡大するため, ガスリー法に代わって普及した. 質量

表1 新生児マススクリーニングの歴史

1934	フェニルケトン尿症の同定（Foling）
1953	PKU 治療ミルクの開発（Bickel）
1960	ガスリーテストの発明（Guthrie）
1963	米国の一部の州でガスリー法による新生児スクリーニング開始
1977	日本で新生児マススクリーニング事業が全国実施
1990 年代	タンデムマス法の開発（米国），世界に普及
1997	日本でタンデムマス法によるスクリーニングパイロット研究開始
2014	タンデムマス法がガスリー法に代わって全国に導入（日本）

表2 集団健診のクライテリア（Wilson & Jungner）

1.	放置すると重大な健康被害をもたらしうる
2.	自然歴の明らかな病気である
3.	効果的な治療法がある
4.	発症前に診断できる
5.	精度の高い適切な検査法がある
6.	診断・治療の施設が利用可能である
7.	集団に対して受け入れられる疾患である
8.	発見されたとき診断治療を受ける同意がある
9.	費用対効果バランスが適切である
10.	患者，陽性者のフォローアップ体制

〔Wilson JM, et al：Principles and practice of mass screening for disease. *Bol Oficina Sanit Panama* **65**：281-393, 1968 をもとに作成〕

表3 マススクリーニングとハイリスクスクリーニング（臨床検査）

	マススクリーニング	ハイリスクスクリーニング（臨床検査）
時期	発症前（無症状）	発症前後，または発症後
目的	発症予防	早期発見，診断
検査対象	ある国・地域の集団に属する人全員を検査	特定の症状で発症した人，発症リスクの高い人を検査
転帰	治療可能で予後が改善	必ずしも治療できるとは限らない
例	新生児スクリーニング	救急などで，先天性代謝異常症を鑑別するために行う特殊検査

分析技術が新生児スクリーニングに応用された出来事である．

□わが国では 1977 年からパイロット研究が始まり，2014 年度から全国実施されて現在に至っている．

(3)新生児スクリーニング対象疾患の要件

□新生児スクリーニングは，隠れている先天性代謝異常症を発症前に発見することを目的にしているが，ただ疾患を見つければよいものではなく，障害発生の予防に役立つものでなくてはならない．

□新生児スクリーニングの対象疾患には一定の要件がある．「Wilson & Jungner の集団健診のクライテリア」[4]が新生児スクリーニングの対象疾患にも適用されている（表2）．

(4)マススクリーニングとハイリスクスクリーニング

□マススクリーニングは，発症前の人を対象に発症予防を目的として行う（表3）．ある集団に属する

Part.2 応用編

人(健康な状態の人)全員を検査することである．いわゆる新生児スクリーニングはこれにあたる．

□ハイリスクスクリーニングは，基本的に臨床検査である．何らかの症状の出た人を対象に鑑別診断を目的として行うルーチン検査である．たとえば，救急の場で原因不明の急性脳症に遭遇したとき，タンデムマス検査やGC/MS検査を行うような場合である．

(5)新生児スクリーニングの実際

□生後5日前後に，新生児の足底から1滴の血液をろ紙に染み込ませて室温で乾燥させる(乾燥血液ろ紙)．乾燥血液ろ紙は検査センターに郵送される．検査機関では，直径3 mmのパンチをくり抜き(血液ろ紙ディスク)，検査される．

タンデムマス法を導入した新生児スクリーニング

□新生児スクリーニングは，従来ガスリー法などで行われていたが，1990年代からタンデムマスという質量分析法が導入されて，疾患の種類，検査精度も飛躍的に発展した．

(1)タンデムマス法とガスリー法

□ガスリー法は，枯草菌を用いるバイオアッセイによってアミノ酸を半定量する方法である．アミノ酸代謝異常症を発見する方法であるが，1つの対象疾患に対して1つの血液ろ紙ディスクを必要とする．

□タンデムマス法では，ガスリー法と同じ血液ろ紙を用いるが，ディスク1つで多種類のアミノ酸とアシルカルニチンが同時測定される．電気的強度で測定するためガスリー法に比べ定量値がより正確である．1検体の分析時間は約2分間で，アミノ酸とアシルカルニチンが測定される．

□アミノ酸の測定によってアミノ酸代謝異常症，尿素回路異常症，アシルカルニチンの測定で有機酸代謝異常症，脂肪酸代謝異常症がスクリーニングされる．

(2)タンデムマス法のデータ表記法

□アミノ酸は，Phe，Leu，Ileu などのように表記する．アシルカルニチンは炭素鎖長に，水酸基，不飽和結合の数，ジカルボキシルなど修飾略字を付けて，C3，C5，C5-OH，C5:1などのように表記される(表4)．

(3)異性体の鑑別

□タンデムマス法の検査項目は原則として分子量の情報のみで，同じ分子量をもつ異性体を分別できない．たとえばC5はイソバレリルかピバロイルカルニチンかの区別できない．C5-OHでは，3-OH-イソバレリルか2-メチル-3-OH-ブチリルカルニチンかの区別ができない．鑑別同定するためには，ほかの方法が必要である．

表4 アシルカルニチンの表記法(例)

C0	遊離カルニチン
C3	炭素鎖3のアシル基(プロピオニルカルニチン)
C5	炭素鎖5のアシル基
C5:1	炭素鎖5で不飽和結合を1つもつアシル基
C5-OH	炭素鎖5でOH基が結合したアシル基
C5-DC	炭素鎖5のジカルボキシル基
C16:1-OH	炭素鎖16で不飽和1つ，OH基を1つもつアシル基

表5 タンデムマス分析におけるおもなアシルカルニチンの分析イオン

アシルカルニチン (IS)*		ブチル誘導体化		非誘導体化	
		プリカーサーイオン m/z(IS)	プロダクトイオン m/z	プリカーサーイオン m/z	プロダクトイオン m/z
C0	(D₃)	218(221)	103	162(221)	103
C2	(D₃)	260(263)	103	204(263)	103
C3	(D₃)	274(277)	85	218(277)	85
C4	(D₃)	288(291)	85	232(291)	85
C5:1		300	85	244	85
C5	(D₉)	302(311)	85	246(255)	85
C5-OH		318	85	262	85
C5-DC		388	85	276	85
C6		316	85	260	85
C8:1		342	85	286	85
C8	(D₃)	344(347)	85	288(291)	85
C10:1		370	85	314	85
C10	(D₃)	372(375)	85	316(319)	85
C14:1		426	85	370	85
C14	(D₉)	428(437)	85	372(437)	85
C16:1		454	85	398	85
C16	(D₃)	456(459)	85	400(459)	85
C16-OH		472	85	416	85
C18:1		482	85	426	85
C18:1-OH		498	85	442	85

＊内部標準に使用される安定同位元素. カッコ（ ）内は，内部標準（安定同位体）のプロトン付加分子 [M＋H]⁺. m/z：プロトン付加分子 [M＋H]⁺. プリカーサーイオン：MS1 で得られるイオン，プロダクトイオン：MS2 で得られるイオン.

表6 タンデムマス分析におけるおもなアミノ酸の分析イオン

アミノ酸 (IS)*1		ブチル誘導体			非誘導体		
		プリカーサーイオン m/z(IS)	中性フラグメント*2	プロダクトイオン m/z(IS)	プリカーサーイオン m/z(IS)	中性フラグメント	プロダクトイオン m/z(IS)
Leu	(D₃)	188(191)	102	86(89)	132(135)	46	86(89)
Phe	(D₆)	222(228)	102	120(126)	166(172)	46	120(126)
Met	(D₃)	206(209)	145	161(104)	150(153)	46	104(107)
Cit	(D₂)	232(234)	162	70(72)	176(178)	63	113(115)

＊1内部標準に使用される安定同位元素. ＊2中性フラグメント：ニュートラルロスで失われる質量数（MS1 と MS2 で得られるイオン質量の差）. カッコ（ ）内は，内部標準（安定同位体）のプロトン付加分子 [M＋H]⁺.

(4)タンデムマス分析のための検体処理法

□安定同位体を用いた内部標準を用いて，安定同位体希釈法による高感度を行う. たとえば Phe を測定するために D₆-Phe を内部標準として加える. C5 を測定するために D₉-C5 を内部標準とする.

□対応する内部標準のないものは，分子量，構造が類似した内部標準を使って測定する. たとえば，C14:1 を測定するために D₃-C14 を内部標準として測定する（表5，表6）.

Part.2 応用編

表7 タンデムマス分析における誘導体化と非誘導体化の比較

	誘導体化法	非誘導体化法
長所	1. イオン化効率がよく、感度がよい 2. 質量数が大きくなるため精度向上	1. 測定対象物質の分解が起こりにくい 2. 調製操作が単純であり大量検体処理に適している(人件費削減可能) 3. ドラフトなどが不要
短所	1. 調製操作が複雑、前処理の時間と人手がかかる 2. 腐食性のある試薬を取り扱うためドラフトが必要 3. 誘導体化の過程で化合物の分解が起こることがある	1. より高感度の機器が必要 2. 質量数が小さい物質では精度が不充分

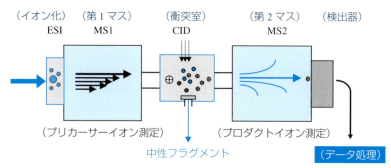

図1 タンデムマス法の原理

2つの質量分析計が直列に並んだ構造をもつ。試料はエレクトロスプレーイオン化法(ESI)でイオン化され、第1マス室(MS1)でプリカーサーイオンの質量数とイオン強度が測定され、イオンは衝突室(CID)でアルゴンガスとの衝突によってフラグメント化され、第2マス室(MS2)でフラグメント化されたプロダクトイオンが測定される。CIDでイオン化されないフラグメント(中性フラグメント)が失われる。

□検体前処理は、直径3 mmの血液ろ紙ディスクの抽出液を用いる。ブチル誘導体化する方法と非誘導体化法がある。

□長所と短所があるが、新生児スクリーニングではコスト面から非誘導体化を採用する施設が多い。非誘導体化は感度の面で劣るため、より高感度の機器を導入する必要がある(表7)。

タンデムマス分析

(1)タンデムマスの原理

□タンデムマスは、質量分析計が直列に2つ並んだ構造をもっている。代謝産物はエレクトロスプレーイオン化法(electrospray ionization: ESI)でイオン化され、第1マス室(MS1)でプリカーサーイオンの質量数と電気強度が測定される(図1)。続いてイオンは衝突室(CID)でアルゴンガスとの衝突によってさらにフラグメント化され、第2マス室(MS2)でプロダクトイオンが測定される。

□プリカーサーイオン(MS1)とプロダクトイオン(MS2)の測定結果の組み合わせによって、指標物質の同定・定量が行われる。

(2)タンデムマスの分析モード

□プリカーサーイオンスキャン法:MS2で得られるプロダクトイオンとしてm/z 85を生じたMS1の

プリカーサーイオンをスキャンする方法である（表5）．これによってアシル基のプロフィルが得られ，アシルカルニチンの異常を検出することができる．これをプリカーサーイオンスキャンという．アシルカルニチン分析に使われる．C0とC2の測定だけはプロダクトイオンm/z 103である．

☐ ニュートラルロススキャン法：MS1とMS2の間でイオン化されない中性フラグメントが失われるが，アミノ酸では一定の質量数が失われることを利用してプリカーサーイオンをスキャンする方法である（表6）．多くのアミノ酸は質量数46（非誘導体化）または102（ブチル誘導体化）の中性フラグメントが失われる．MS1とMS2の質量数の差が46（または102）のとき，MS1で得られるプリカーサーイオンのうち設定された質量数のものをスキャンするとアミノ酸のプロフィルが得られ，アミノ酸の異常が検出される．

☐ 多重反応モニタリング（multiple reaction monitoring：MRM）法：より高感度で測定する目的でMRM法（多重反応モニタリング）が応用されている．MS1とMS2でプリカーサーイオンとプロダクトイオンをスキャンすると全体のプロフィルをみるという利点があるが，感度が低くなる．スキャンせずにあらかじめ目的とするアシルカルニチンやアミノ酸に対応するイオン質量数をセットして，それだけを測定すれば目的とする代謝産物の測定感度が飛躍的に上がる．微量検体を高感度に分析する必要のある新生児スクリーニングではこの方法が採用されている．

☐ フローインジェクション法：一般的にはLCカラムで分離してから質量分析計に試料導入されることが多い（LC/MS/MS）．新生児スクリーニングでは，試料をLCカラムを通さずに直接質量分析室に導入する手法をとっている．これをフローインジェクション法という．分析時間が短縮されスクリーニングには適している．一方，異性体などの分別定量ができないという短所がある．

先天性代謝異常症の生化学診断

（1）先天性代謝異常症の生化学診断

☐ タンデムマス法もGC/MS法も，微量の検体で高精度分析が可能で，1回の分析で多項目一斉分析できるメリットがある．多項目のプロフィルから代謝障害部位を診断できる．これを先天性代謝異常症の生化学診断という．

（2）アミノ酸・有機酸代謝異常症の病態と生化学診断

☐ アミノ酸代謝異常症とは，アミノ酸の代謝が障害されてアミノ酸の増加を示す疾患である．

☐ 有機酸代謝異常症は，アミノ酸の中間代謝過程酵素欠損によって，障害部位の上流の有機酸が増加する．代謝が可逆反応か，不可逆反応かによって蓄積する異常代謝産物のパターンは異なる．図2にロイシンの代謝経路の先天性代謝異常症とその生化学診断の原理を示す．

☐ メープルシロップ尿症では分枝鎖αケト酸脱水素酵素（①）の欠損によって，上流の分枝鎖αケト酸（2-ケイイソカプロン酸）とその上流のアミノ酸であるロイシンも増加する．アミノ酸の増加があるので，アミノ酸代謝異常に分類される．

☐ イソ吉草酸血症では，イソバレリル-CoA脱水素酵素（②）の欠損によって，上流のイソバレリル-CoAが増加するためC5（イソバレリルカルニチン）が指標となる．GC/MSによる有機酸分析では，イソバレリルグリシンが出現する．

☐ メチルクロトニルグリシン尿症，メチルグルタコン酸尿症，ヒドロキシメチルグルタル酸血症では，欠損酵素が可逆反応のため，C5-OHの上昇が指標となる．有機酸分析では，それぞれ欠損部位とそ

Part.2 応用編

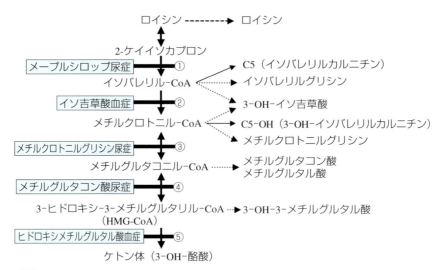

図2 ロイシン代謝過程のアミノ酸，有機酸代謝異常症と診断指標

酵素名：①分枝鎖αケト酸脱水素酵素；②イソバレリル-CoA 脱水素酵素；③メチルクロトニル-CoA カルボキシラーゼ；④メチルグルタコン酸ヒドラターゼ；⑤3-OH-3-メチルグルタリル CoA リアーゼ．Cn，Cn-OH は増加するアシルカルニチン．実線矢印は，アシルカルニチンの生成，点線矢印は生成される異常有機酸を示す．

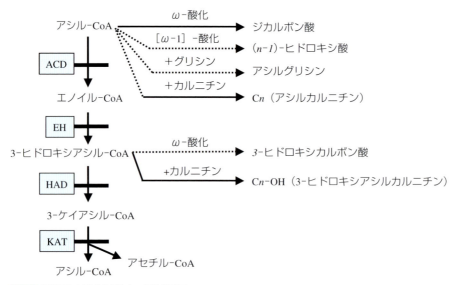

図3 脂肪酸β酸化異常症の診断指標

略語（酵素名）：ACD＝アシル-CoA 脱水素酵素；EH＝エノイル-CoA ヒドラターゼ；HAD＝3-OH-アシル-CoA 脱水素酵素；KAT＝3-ケトアシル-CoA チオラーゼ．Cn，Cn-OH は増加するアシルカルニチンを示す．

の上流に対応する特異的有機酸の増加がみられる．

(3) 脂肪酸代謝異常症の生化学診断

□β酸化回路と関連の代謝過程の酵素欠損によって起こる．図3にβ酸化の4段階と欠損によってみられる代謝産物を示している．第1段階のアシル-CoA 脱水素酵素（ACD）の欠損では，短鎖型の異常（SCAD 欠損症）ならばC4，中鎖型の異常（MCAD 欠損症）ならばC8，長鎖脂肪酸代謝異常（VLCAD

欠損症，CPT2 欠損症など)では，それぞれ C14:1，C16 などの増加がみられる.

□β 酸化 3 段階の 3-OH-アシル-CoA 脱水素酵素の欠損(三頭酵素欠損症など)では，C16-OH や C18:1-OH などの増加がみられる.

□脂肪酸代謝異常症の尿中有機酸所見は，短鎖アシル-CoA 脱水素酵素(SCAD)欠損症，中鎖アシル-CoA 脱水素酵素(MCAD)欠損症やグルタル酸血症 2 型を除いて，特異的な異常に乏しい. 増悪期に，蓄積した脂肪酸の ω 酸化を反映してジカルボン酸尿症がみられることが多い. 第 3 段階の障害をきたす三頭酵素欠損症では 3-OH-ジカルボン酸の増加がみられる.

タンデムマス法で発見される疾患と診断指標

(1)発見されるおもな疾患

□アミノ酸代謝異常症：アミノ酸が上昇する疾患である. 放置すると数週〜数か月後から知的障害をきたす疾患，けいれん，多呼吸などで急性経過をとる疾患，あるいは骨格異常もある. 尿素回路異常症では，高アンモニア血症による精神症状，意識障害の危険がある.

□有機酸代謝異常症：アミノ酸の中間代謝過程の酵素欠損により，有機酸が体内に増加する疾患である. けいれん，意識障害，ケトアシドーシス発作，あるいは神経退行などがみられる.

□脂肪酸代謝異常症：炭水化物からのエネルギー供給が低下したときに代替エネルギーを産生する β酸化系と関連する代謝過程の異常によって起こる. エネルギー依存度の高い臓器の症状が前面に出ることが多く，骨格筋症状(筋痛，筋緊張低下)，心不全，肝機能障害などがしばしばみられる. 乳幼児期に急性脳症，突然死をきたす症例もある. また学童期〜成人後に間欠的に全身倦怠をきたす症例もある.

(2)タンデムマス・スクリーニングの一次対象疾患と二次対象疾患

□一次対象疾患：タンデムマス法によって発見される疾患のうち，見逃しがきわめて少なく，発見されたら治療効果，障害予防効果が期待できる疾患である. 2018 年時点で 17 疾患が指定されている.

□二次対象疾患：現時点では偽陽性・偽陰性例が相当数あり，陽性者の診断・治療法，あるいは予後が十分に明らかにされていないと判断されている疾患である. これらの扱いについては実施主体である各自治体の裁量に任されている.

(3)タンデムマス法による新生児スクリーニングの診断指標

□表8 に示すように，アミノ酸代謝異常症，尿素回路異常症はアミノ酸を指標としてスクリーニングされる. 有機酸代謝異常症と脂肪酸代謝異常症では，増加する有機酸，脂肪酸に対応するアシルカルニチンを指標としてスクリーニングされる.

(4)GC/MS による尿中有機酸分析

□有機酸代謝異常症の疑われるとき，GC/MS による尿中有機酸分析が行われる. 疾患に特異的な有機酸の増加が認められれば有機酸代謝異常症はこの段階で確定診断される. アミノ酸代謝異常，尿素回路異常症，脂肪酸代謝異常症では疾患特異的な有機酸は多くないが，補助診断として役立つことがある(表8).

(5)新生児スクリーニング陽性者の診断支援

□タンデムマス法によるスクリーニングで陽性となったケースには，表9 に示すような確認検査が必要である.

Part.2 応用編

表8 タンデムマス検査で発見できる先天性代謝異常症の概略と診断マーカー

分類[*1]		タンデムマス法の対象疾患	頻度[*2]	タンデムマス診断マーカー	GC/MS（異常有機酸）
アミノ酸代謝異常	●	1）フェニルケトン尿症	1：5万	Phe	PL，PP
	●	2）メープルシロップ尿症	1：84万	Leu＋ILeu，Val	BC2KA
	●	3）ホモシスチン尿症	1：112万	Met	―
	●	4）シトルリン血症（1型）	1：30万	Cit	ORA
	●	5）アルギニノコハク酸血症	1：112万	Cit，Cit/Arg，ASA	ORA
	―	6）シトリン欠損症	1：9万	Cit，Cit/Ser，Phe，Met	PHPLA，PHPPA
有機酸代謝異常	●	1）メチルマロン酸血症	1：12万	C3，C3/C2	MMA，MC
	●	2）プロピオン酸血症	1：4万	C3，C3/C2	MC，3HPA
	●	3）イソ吉草酸血症	1：67万	C5	IVG
	●	4）メチルクロトニルグリシン尿症	1：15万	C5-OH	MCG，3HIVA
	●	5）ヒドロキシメチルグルタル酸血症	―	C5-OH	HMGA，3HIVA
	●	6）複合カルボキシラーゼ欠損症	1：112万	C5-OH	LA，MCG，MC
	●	7）グルタル酸血症1型	1：28万	C5-DC	GA，3HGA
	―	8）βケトチオラーゼ欠損症	―	C5-OH，C5：1	2M3HBA，TG
脂肪酸代謝異常	●	1）MCAD欠損症	1：13万	C8	DIC，HG，SG
	●	2）VLCAD欠損症	1：9万	C14：1	DIC
	●	3）三頭酵素欠損症	1：84万	C16-OH，C18-OH	DIC，3HDIC
	●	4）CPT1欠損症	1：42万	C0/(C16＋C18)	DIC
	●	5）CPT2欠損症	1：26万	(16＋C18：1)/C2，C16	DIC
	―	6）CACT欠損症	―	(16＋C18：1)/C2，C16	DIC
	―	7）全身性カルニチン欠乏症	1：20万	C0（低下）	DIC
	―	8）グルタル酸血症2型	1：48万	C8，C10，C12など	DIC，EMA，IVG，2HGA

＊1 ●は一次対象疾患（2018年時点），それ以外は2次対象疾患（本文参照）．＊2 頻度は日本人336万人のスクリーニング結果（1997〜2015年）[5]．
略字（疾患名）．MCAD，VLCAD＝中鎖アシル-CoA，および極長鎖アシル-CoA脱水素酵素；CPT1，CPT2＝カルニチンパルミトイルトランスフェラーゼ-ⅠとⅡ；CACT＝カルニチンアシルカルニチントランスロカーゼ．
略字（異常有機酸）：PL＝フェニル乳酸；PP＝フェニルピルビン酸；BC2KA＝分枝鎖αケト酸脱水素酵素；ORA＝オロット酸；PHPLA＝p-OH-フェニル乳酸；PHPPA＝p-OH-フェニルピルビン酸；MMA＝メチルマロン酸；MC＝メチルクエン酸；3HPA＝3-OH-プロピオン酸；IVG＝イソバレリルグリシン；MCG＝メチルクロトニルグリシン；3HIVA＝3-OH-イソ吉草酸；HMGA＝3-OH-3-メチルグルタル酸；LA＝乳酸，GA＝グルタル酸，3HGA＝3-OH-グルタル酸；2M3HBA＝2-メチル-3-OH-酪酸；TG＝チグリルグリシン；DIC-ジカルボン酸；HG＝ヘキサノイルグリシン；SG＝スベリルグリシン；3HDIC＝3-OH-ジカルボン酸；EMA＝エチルマロン酸；2HGA＝2-OH-グルタル酸．

□アミノ酸代謝異常症では，アミノ酸分析やPKUではビオプテリン負荷試験やプテリジン分析が行われる．ホモシスチン尿症が疑われるケースでは，ホモシステイン，尿中ホモシスチンの測定などによる鑑別診断が必要である．

□尿素回路異常症では，血中アンモニア測定，アミノ酸分析が必須である．一部の疾患では尿中有機酸分析が補助診断として有用である．

□有機酸代謝異常症では，GC/MSによる尿中有機酸分析が必須である．

□脂肪酸代謝異常症では，血清アシルカルニチン，酵素・遺伝子解析による確定診断が必要になることが多い．一部の疾患では尿中有機酸分析が役立つ．

表9　確定診断のために必要な検査

検査項目の異常	疑われる疾患	確定診断の方法 アミノ酸分析	有機酸分析（GC/MS）	遺伝学的検査	その他
アミノ酸	アミノ酸代謝異常症	◎	○	△	BH4負荷試験 ビオプテリン分析
アシルカルニチン	有機酸代謝異常症	△	◎	○	タンデムマス精査*
	脂肪酸代謝異常症	△	○	○〜◎	タンデムマス精査*

◎：確定診断に必須である．○：確定診断の参考になる．△：時々必要なことがあるが原則として不要．脂肪酸代謝異常症は，タンデムマス結果が典型的で臨床検査所見もそれを支持する所見があれば確定診断可能．遺伝学的検査とは，酵素，遺伝子検査をさす．＊：誘導体化による精査，血液ろ紙のみならず血清，尿の分析，あるいは遊離カルニチン測定等を含む．

おわりに

　体液中に含まれる微量の代謝産物を正確に同定・定量する技術として，質量分析が臨床医学に応用されつつある．質量分析によってそれまでは難しかった先天性代謝異常症の診断，病態解明が可能になっている．とくに新生児スクリーニングにタンデムマス法が導入されてから，対象疾患が拡大し精度も飛躍的に向上した．また急性脳症などの原因不明の疾患の診断，病態解明にタンデムマス法，GC/MS法が応用されるようになり，小児救急の場での考え方も大きく変えたといえよう．質量分析法のさらなる応用，分析技術の開発によって難病の診断，病因解明が期待される．

◉文献
1) 山口清次，他：特集「新生児マススクリーニングの今」．日本医事新報 **4838**：25-50，2017.
2) Millington DS, et al.：The role of tandem mass spectrometry in the diagnosis of fatty acid oxidation disorders. *Prog Clin Biol Res* **54**：339-375, 1992
3) Rashed MS, et al.：Diagnosis of inborn errors of metabolism from blood spots by acylcarnitines and amino acids profiling using automated electrospray tandem mass spectrometry. *Pediatr Res* **38**：324-331, 1995.
4) Wilson JM, et al.：Principles and practice of mass screening for disease. *Bol Oficina Sanit Panama* **65**：281-393, 1968
5) Shibata N, et al.：Diversity in the incidence and spectrum of organic acidemias, fatty acid oxidation disorders, and amino acid disorders in Asian countries：selective screening vs. expanded newborn screening. *Mol Genet Met Rep* **16**：5-10, 2018.

◉参考文献
・山口清次 編：タンデムマス・スクリーニングガイドブック．診断と治療社，2013
・山口清次 編：有機酸代謝異常ガイドブック－GC/MSデータの読み方・活かし方－．診断と治療社，2011

Part.2 応用編

感染症起因微生物同定

村田正太，土田祥央，佐藤　守，野村文夫

到達目標

○ **質量分析による臨床微生物同定の基本原理と必要性を説明できる**

○ **質量分析による臨床微生物同定の流れと特長を説明できる**

○ **質量分析計による臨床微生物同定の実際と臨床効果を説明できる**

質量分析が臨床微生物同定に利用されるようになった経緯とその基本原理

□質量分析（mass spectrometry：MS）の微生物同定への応用は1970年代前半のガスクロマトグラフィー質量分析（GC/MS）を用いる報告に端を発する.

□島津製作所の田中耕一博士らにより開発され，2002年のノーベル化学賞の受賞対象となった「ソフトレーザー脱離イオン化法」をもとにマトリックス支援レーザー脱離イオン化（matrix-assisted laser desorption/ionization：MALDI）が実用化され，飛行時間型質量分析計（time-of-flight mass spectrometer：TOF-MS）を組み合わせたマトリックス支援レーザー脱離イオン化飛行時間型質量分析計（matrix-assisted laser desorption/ionization time-of-flight mass spectrometer：MALDI-TOF-MS）の登場によりこのテーマが飛躍的に進展することとなった.

□微生物を構成する多くのタンパク質をMALDI-TOF-MSにより網羅的に同時検出することにより，そのプロテオームプロファイルが得られる．そのプロファイルが微生物の種により異なるので，標準株や臨床分離株をもとにあらかじめ作成されたリファレンスデータベースとのパターンマッチングを基本原理として菌種の同定が可能となる.

□図1に代表的な菌種のMSスペクトルを示した．大腸菌を用いた検討によると4,000〜20,000 uの範囲で検出されるピークのうち，半数以上はリボソームタンパク質（一部翻訳後修飾を受けたものも含む）であり，その他はDNA結合タンパク質，低温ショックタンパク質などからなっている[1].

□欧米ではすでに2009年に病院細菌検査室におけるルーチン検査としての結果が報告されているが[2]，わが国には多少遅れて導入された[3,4].

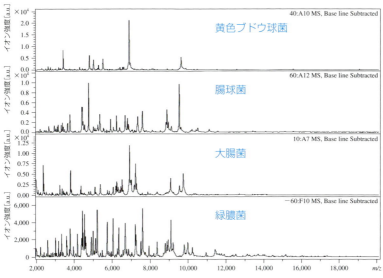

図1 細菌菌体タンパク質のMALDI-TOF-MSスペクトルの例

質量分析による臨床微生物同定の必要性

(1) 質量分析による臨床微生物同定の有益性について

□ 近年，MALDI-TOF-MSが臨床微生物同定に臨床応用されている．

□ 従来は細菌の生化学的性状を調べる同定法が用いられ，約18時間の反応時間が必要であり，菌名報告は翌日となっていた．新しい技術である質量分析による同定時間は10分程度と大幅に短縮され，菌名を1日以上早く臨床へ報告でき，迅速性が必要な感染症の診断・治療に役立っている．

□ 原因菌の迅速同定から得られる臨床効果は，各施設で作成したアンチバイオグラムなどを利用し，原因菌に対する経験的治療をコロニーからの同定の場合は従来よりも約1日早く，そして陽性血液培養検体からはさらに早く適正にすることが可能になる点である．

□ さらに，原因菌が不明な状態での経験的治療では，まず広域抗菌薬が使用されるが，その結果としての耐性菌を助長しないためにも，この迅速同定から狭域抗菌薬へデ・エスカレーションすることで，抗菌薬適正使用となる重要な役目を担っていることから，臨床微生物検査室に導入すべき技術である．

(2) 感染症治療における原因菌の迅速同定

□ とくに髄膜炎や敗血症などの重症感染症は，原因菌に効果のある抗菌薬を一刻も早く投与し，予後への悪影響を少なくすることが重要である．そのため初期治療から最適な抗菌薬選択が求められ，想定される原因菌をカバーする広域抗菌薬を選択し経験的治療が行われる．

□ 原因菌を迅速同定し，適切な治療となるように臨床微生物検査室は努めなければならず，質量分析を用いて髄液や血液培養陽性ボトルから原因菌の直接同定を実施する施設が増えている．

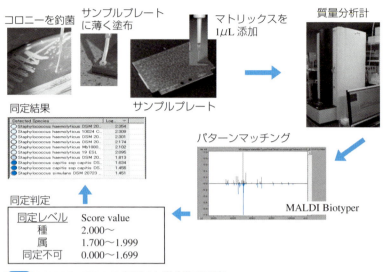

図2 MALDI-TOF-MS を用いた微生物の同定
（MALDI Biotyper を用いて表記）

質量分析による臨床微生物同定の流れと特長

(1) 質量分析計による同定の流れ（図2）

□質量分析計による同定は次の通りである．

①レーザーを照射するサンプルプレートにコロニーを塗布，マトリックスを添加乾燥後，質量分析計にプレートを挿入する．

↓

②質量分析計でサンプルプレートにレーザーを照射し，菌体内のタンパク質（主としてリボソームタンパク質）をイオン化させ，検出器までの飛行時間から構成タンパクの m/z と，強度からマススペクトルを得る．

↓

③得られたマススペクトルをデータベースと照合し同定する．

□細菌同定に用いられるマトリックスはおもに CHCA（α-シアノ-4-ヒドロキシケイ皮酸）で，働きは

・レーザーのエネルギーを効率的に吸収する．
・プロトンを試料に供給してイオン化を促進する．
・試料が分解することを防ぐことである．

(2) 同定確率に係る因子

□MALDI-TOF-MS によるコロニーからの細菌同定率は種レベルでも 90% を超えるが，以下の要因によって同定不能となる場合もある．

(a) 菌体からのタンパク質抽出量

□同定は菌体由来の多種類のタンパク質のプロテオームパターンに基づくので菌体から効率よくタンパク質を抽出することが必要である．ノカルジアや抗酸菌などにおいてはエタノール・ギ酸抽出法などの強力な抽出法が行われる．後述するオンプレート法でもギ酸の作用によりタンパク質の抽出

2 感染症起因微生物同定

表1 質量分析計による微生物同定の特徴と利点

特長	内容
同定精度が高い	16S rRNA 遺伝子解析と同等
同定菌種が多い	生化学的性状に基づく同定法に比して，同定可能菌種数が多く，生化学的性状が乏しい菌種であっても同定できる
同定時間が早い	約 10 分
試薬の量と数が少ない	ギ酸，エタノール（必要に応じて），マトリックス試薬
同定コストが低い	ランニングコストが低いだけでなく，入院期間短縮などの経済効果が大きい
消耗品が少ない	釣菌用の爪楊枝と試薬用のチップのみ，同定に使用するサンプルプレートは機種により使い捨てと，再利用可能がある
廃棄物が少ない	生化学的性状を調べる同定パネルなどを使用しないので廃棄物が少ない
数十株を一度に同定できる	サンプルプレートの同定数によるが多くの菌株を同時に測定できる
グラム染色性や形態による使い分けがない	生化学的性状の同定のように菌種ごとに同定キットを選ぶ必要がない

効率が高まる.

（b）データベースの有無と量

□マススペクトルが得られても確率が高い菌名が得られない理由として，データベースに登録されている菌種のマススペクトルパターンの数が少ないことや登録されていない菌種であることがある. 同一菌種であればすべて同じマススペクトルではなく，菌株間でのバリエーションがあるため登録されているデータベースの充実が同定精度を向上させる.

□筆者らは自施設での臨床分離株から得られたデータを市販のデータベースに上乗せすることにより同定率が向上することを確認しているが[5]，臨床検査機器の認可要件との関連もあり，市販のデータベースを改変する場合は機器メーカー側と十分に相談しながら行うことが必要である.

臨床微生物検査での質量分析計による臨床微生物同定の実際

（1）機種の紹介

□現在の日本で利用可能な細菌同定用質量分析計は，**MALDI Biotyper**（ブルカー・ダルトニクス）と**VITEK MS**（ビオメリュー）の 2 機種である. 医療機関で稼働中の機器数は前者が約 180 台，後者が約 50 台となっている.（2019 年 5 月現在）

（2）同定可能な微生物

□測定機器のデータベースに依存する. 一般細菌が主体であるがノカルジア，抗酸菌，真菌については一般細菌よりタンパク質の抽出が難しく抽出法を工夫することで同定可能になる. 具体的には「質量分析計による同定方法の実際」に示した.

□ノカルジアや抗酸菌は感受性検査に数日から数週間かかり，真菌においては感受性検査の実施が難しい. いずれにおいても，菌種同定の結果から疫学情報の利用が可能になり，使用抗菌薬の選択ができるので同定結果には重要な意味がある.

（3）質量分析による同定の特長（表1）

□質量分析計による同定の最大の特長は同定の速さと菌種数の豊富さである. 生化学的性状による同定と比べ感染症診断への貢献度は非常に高い.

Part.2 応用編

臨床微生物検査での質量分析計の使用方法と得られる臨床効果

□臨床微生物同定に質量分析の利用が可能になった現在でも，提出された臨床検体(喀痰など)の品質管理，グラム染色所見，コロニーの観察など細菌検査室としての基本的事項の重要性に変わりはない．

(1)質量分析計による同定方法の実際

□日常検査では簡便な方法であるセルスメア法(ダイレクトスメア法)が一般的に用いられている．培地を観察する際，患者の臨床情報や感染症の疫学情報，塗抹検査であるグラム染色結果(活動性の炎症所見や原因菌が観察されたか)，また，発育した菌量などを考慮しながら感染症の原因菌を推定する．質量分析計から得られた菌名の妥当性確認が必要である．

(a)同定に供するコロニー

□新しいコロニーを用いると同定確率がよい．発育のよい菌は培養翌日のコロニーがよい，経験的には2〜3日以内なら同定可能と考えている．発育の遅い菌は発育してきた時が同定のタイミングとなる．

□同定に用いるコロニーは各測定機器に推奨培地が記載されているが，筆者の経験では日常使用する培地において，影響はほとんどないと考えている．

(b)コロニーからの同定方法(サンプルプレート上における処理操作になる/図2)

● 「セルスメア法(ダイレクトスメア法)」 --

□同定方法は次の通りである．

> ①培地に発育したコロニーを爪楊枝などで釣菌し，サンプルプレートへ薄く塗布する
> ↓
> ②マトリックスを滴下し乾燥させる
> ↓
> ③測定

● 「オンプレート法」 --

□セルスメア法のマトリックスを滴下する前にギ酸処理を加えた方法．

> ①培地に発育したコロニーを爪楊枝などで釣菌し，サンプルプレートへ薄く塗布する
> ↓
> ②ギ酸を滴下し乾燥させる
> ↓
> ③マトリックスを滴下し乾燥させる
> ↓
> ④測定

注意点：

□セルスメア法により腸内細菌などのグラム陰性桿菌は確率よく同定されるが，ブドウ球菌や腸球菌などのグラム陽性菌や酵母は同定確率が不十分である．これは細胞壁構造の違いによって菌体内タンパク質の抽出が不十分となり，同定のためのスペクトル情報が不足することが原因と考える．細胞壁の破壊などの作用を促すためコロニーをサンプルプレートに塗布後，ギ酸を作用させるギ酸抽出法(オンプレート法)を用いると同定確率が上昇する．

62

□まずセルスメア法を実施，同定スコアが不十分な場合にオンプレート法に切り替える方法もあり得るが，筆者らの施設では一律にオンプレート法を実施している．

● 「エタノール・ギ酸抽出法」

□オンプレート法において十分なマススペクトルが取得できず，タンパク質の抽出量が少ないと思われる場合はエタノール・ギ酸抽出法を実施するとよい．この方法は一般菌と細胞壁構造の異なるノカルジア，抗酸菌，真菌などの処理法の基本ベースであり，各菌種に対してさらに同定確率を向上させるための最適な抽出法が検討され使用されている．たとえば物理的に細胞壁を壊すためのビーズなどを使用する場合がある．以下に一例として筆者らの施設でエタノール・ギ酸抽出法にシリカビーズによる処理を加えたノカルジアの抽出法を示す[6]．

①マイクチューブに滅菌蒸留水 300 μL を入れ，コロニーを懸濁混和する
↓
②エタノール 900 μL を加え混和後，20,000×g，3 分遠心し，上清は捨てる
↓
③沈渣に 50 μL ギ酸を加え混和
↓
④シリカビーズを入れ 1 分混合し，10 分室温で反応させる
↓
⑤さらに 50 μL アセトニトリルを加え 1 分混合する
↓
⑥20,000×g，3 分遠心し，上清をサンプルプレートに載せる
↓
⑦乾燥後，マトリックスを滴下し乾燥させる
↓
⑧測定

注意点：
□③の操作前に，十分に乾燥させるとよい．

(c)血液培養陽性ボトルからの直接同定方法

□敗血症は重症感染症であることから，陽性ボトル中の細菌を効率よく集菌し，質量分析計により迅速同定する方法である．上市されている各社キットの概要を表2 にまとめた．陽性ボトル中に存在する赤血球などホスト側のタンパク質を選択的に除去し，効率よく集菌するための工夫がなされている．操作法については各キットの添付文書を参照．なお，市販のキットは比較的高価なため，施設ごとに独自の方法で実施している場合も少なくない．

注意点：
□陽性ボトル中に複数菌存在した場合は菌量が多い菌種のマススペクトルが優位となり，少ない菌は同定されない．

(d)検体からの直接同定方法(脳脊髄液，尿)

● 「髄液検体からの迅速同定」

□迅速診断と適切な抗菌薬投与が必要な細菌性髄膜炎では直接迅速同定を行うことが望まれる．
□髄液中の細菌の直接同定により細菌学的診断が提供でき，早期に適切な治療を可能にする．
□検体中には生体細胞が多く含まれるので，測定にはそれらを取り除く必要がある．

Part.2 応用編

表2 各集菌キットの集菌方法

キット	集菌方法
VITEK® MS 血液培養キット（ビオメリュー）	菌体をフィルターで集菌する方法．集菌装置にガラス製マニュホールドと真空ポンプを用いる． ①細胞成分の溶解：2 mL 血液培養液を 1 mL の溶解バッファーで溶解 ②集菌：0.45 μm ミリポアエクスプレスプラス 47 mm メンブレンフィルター ③抽出法：オンプレート法
MALDI Sepsityper® kit（ブルカーダルトニクス）	菌体を高速遠心で集菌する方法． ①細胞成分の溶解：1 mL 血液培養液を 200 μL の溶解バッファーで溶解 ②集菌：高速遠心 ③抽出法：エタノール・ギ酸抽出法
rapid BACpro® Ⅱ（ニットーボーメディカル）	微生物の表面がマイナス電荷を帯びていることからプラス電荷をもつポリアリルアミン（カチオン性粒子）で捕捉し集菌する方法． ①細胞成分の溶解：1 mL 血液培養液を 500 μL の溶解バッファーで溶解 ②集菌：カチオン性粒子により菌体を捕らえ，低速遠心 ③抽出法：エタノール・ギ酸抽出法

□筆者の施設では細菌性髄膜炎菌患者の髄液から MALDI-TOF-MS を用いて細菌の直接同定を実施し，適切な治療が可能になり臨床微生物検査室に重要な技術と報告している[7]．その際の手技を示す．

①マイクロチューブに髄液 1 mL 入れ，13,500×g，5 分遠心し，上清と白血球層を捨てる

②沈査にエタノール・ギ酸抽出法を実施する．

● 「尿検体からの直接同定」 --

□小松らは尿中に存在する細菌を MALDI-TOF-MS を用いて直接同定することを試みている．孔径5.0 μm のメンブランフィルターで生体内細胞を除去し，パスフラクション中に移動した細菌分画を MALDI-TOF-MS で分析するものである[8]．

□さらに小松らは超音波発生装置を併用して尿中細菌のクラスターや連鎖形成の散在化を促進させる処理法を開発し同定率上昇を確認している[9]．尿路感染症の診断においても一定量以上（10^4〜10^5以上）の菌体があれば直接同定が可能と報告されているが[10]，今後は複数菌への対応が課題となる．

(e)抗酸菌および真菌の同定法

● 「抗酸菌」 --

□抗酸菌には感染性の高いバイオセーフティレベル 3（BSL3）の結核菌群が含まれるので安全キャビネット内で操作を行い，抽出工程の最初に菌体を不活化することが望まれる．

□八鍬らは，不活化のための熱処理とタンパク質抽出量を高めるためのジルコニア/シリカビーズ法による物理的な菌体破砕を行い，従来法に比べ抗酸菌識別能が優れていたと報告している[11]．

□臨床微生物質量分析計検査法ハンドブックに固形培地や液体培地からの機種ごとの抽出法や抽出時の早期不活化法が詳しく示されている[12]．

● 「ノカルジア」 --

□ノカルジアの抽出法は「質量分析計による同定方法の実際-エタノール・ギ酸抽出法」参照．

□市販のデータベースは定期的に改良が行われているが，ノカルジア属については市販のデータベースが不十分であることから，筆者らは千葉大学真菌医学センターとデータベースの強化を行った[6]．ノカルジア属はより強力なタンパク質抽出処理が必要であったため，ビーズ処理を加えた改良前処

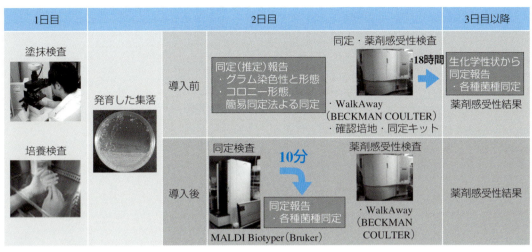

図3 当院における質量分析計導入後の日常検査のおもな流れ

理法を応用した．その結果，ノカルジア属の同定率が飛躍的に増加し，現在のルーチン検査に活用している．

● 「酵母」

□ ギ酸を作用させたオンプレート法を用いるとよい．「質量分析計による同定方法の実際-オンプレート法」参照．

● 「糸状菌」

□ 糸状菌も結核菌群と同じように感染性の高いBSL3に分類される輸入真菌症の原因真菌が存在するので注意を要する．糸状菌のオンプレート法は静電気で胞子が飛散する恐れがあるので安全キャビネット内で行う．真菌感染は胞子を吸引する呼吸器感染なので胞子を作らない液体培地での培養が安全である．増殖した菌糸からタンパク質を抽出するエタノール・ギ酸抽出法がある[12]．

(2) 質量分析計導入による細菌検査室の日常業務の変化と業務軽減

質量分析計導入後の日常検査のおもな流れを図3に示す．

□ 導入前の菌種同定は微生物の生化学的性状を調べるものであり，反応時間として約18時間が必要なことから，菌名の判明は培養開始後3日目以降であった．

□ 質量分析計による菌種同定は培養翌日には判明する．解析時間が短く作業工程も短縮，簡略化され10分程度で菌名が判明するようになった．

□ 質量分析計導入後の業務軽減を図4に示す．とくに便培養では確認培地にコロニーを接種，培養後に試薬を添加し目視判定を行っていたが，質量分析計のサンプルプレートにコロニーを塗布し，試薬を滴下するだけで菌名が判明するようになった．

□ 作業量軽減により得た時間を感染対策などの他の業務にあてることができる．

□ 病原菌が早くわかり，1日早い毒素検査や血清型検査の追加検査が可能になる．

(3) 質量分析計導入による臨床効果を図5に示す．

□ 質量分析計による迅速同定は，コロニーからの同定の場合は従来法より1日早く，そして血液培養陽性検体からはさらに早い段階での菌名報告が可能なので，より早い臨床対応が可能になる．原因菌が判明することによって早期に適正な治療へ変更でき経験的治療の期間が短縮する．

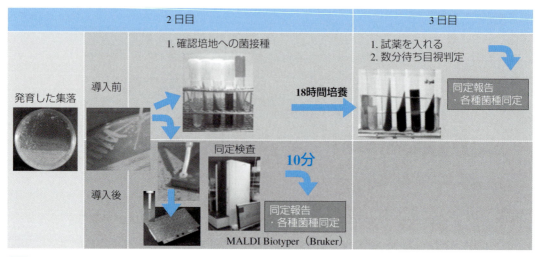

図4 コロニーからの同定
（大幅に作業量の削減された検体＝糞便）

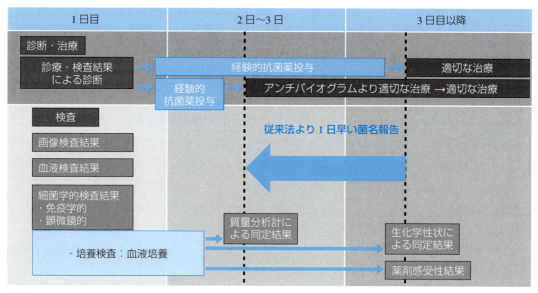

図5 感染症診断と適切な治療

(4) 質量分析における細菌同定のピットフォール

遺伝子レベルで相同性が高い菌種は鑑別ができず生化学的性状などにより区別する．

□赤痢菌（*Shigella* spp.）は大腸菌（*Escherichia coli*）と鑑別できず，*E. coli* と同定されるので運動性と乳糖分解性を確認する．

□チフス菌（*Salmonella* Typhi），パラチフス菌（*Salmonella* Paratyphi A），サルモネラ菌（*Salmonella* spp.）も同様に鑑別ができず，サルモネラ属菌（*Salmonella* spp.）と同定されるので生化学的性状や血清型から同定を行う．

□ストレプトコッカス・ミティス（*Streptcoccus mitis*）グループに属する肺炎球菌（*S. pneumoniae*）は同グ

ループのストレプトコッカス・ミティス（*S. mitis*）やストレプトコッカス・オラリス（*S. oralis*）などに誤同定される.

□その他にはセレウス菌（*Bacillus cereus*）と炭疽菌（*Bacillus anthracis*），ペスト菌（*Yersinia pestis*）と仮性結核菌（*Yersinia pseudotuberculosis*）などがある.

（5）保守点検・精度管理

□臨床検査機器の光源ランプの劣化を見つけ出すのと同様に，レーザー強度の減衰などを見つけ出すために質量分析計の精度管理方法を確立することが急務であることを受け，日本臨床検査自動化学会の関連委員会において検討されている．現状では各社が示している保守点検や精度管理方法（*E. coli* によるキャリブレーションの実施など）に従い，さらに臨床微生物検査の精度管理標準菌株を測定し，精度管理に努めることが勧められる.

まとめ

□MALDI-TOF-MS による微生物同定について細菌検査室の立場で実際的に記述した．参考までに関連の総説を 2 件記した[13-15].

□臨床微生物検査において質量分析は，感染症診断治療に大きなインパクトを与えている．感染症は早期診断治療が最も大切であり，この点における MALDI-TOF-MS による迅速同定の貢献度は極めて大きい.

□この技術の導入による在院日数の短縮，医療費削減の効果はすでに明らかにされているが，耐性菌増加防止や患者の予後の改善にも貢献できると確信している.

□MALDI-TOF-MS に限らず，LC/MS/MS の臨床微生物領域での活用も始まっており，今後の研究の進展から菌のタイピングや耐性菌検出の目的においても質量分析が日常的に利用できる日がくることを期待したい.

◉文献

1）Ryzhov V, et al.：Characterization of the protein subset desorbed by MALDI from whole bacterial cells. *Anal Chem* **73**：746-750, 2001

2）Seng P, et al.：Ongoing revolution in bacteriology：routine identification of bacteria by matrix-assisted laser desorption ionization time-of-flight mass spectrometry. *Clin Infect Dis* **49**：543-551, 2009

3）Sogawa K, et al.：Use of the MALDI BioTyper system with MALDI-TOF mass spectrometry for rapid identification of microorganisms. *Anal Bioanal Chem* **400**：1905-1911, 2011

4）大楠清文：質量分析技術を利用した細菌の新しい同定法．モダンメディア **58**：113-122，2012

5）Sogawa K, et al.：Rapid identification of microorganisms by mass spectrometry：improved performances by incorporation of in-house spectral data into a commercial database. *Anal Bioanal Chem* **403**：1811-1822, 2012

6）Segawa S, et al.：Identification of Nocardia species using matrix-assisted laser sorption/ionization-time-of-flight mass spectrometry. *Clin Proteomics* **12**：6, 2015

7）Segawa S, et al.：Direct application of MALDI-TOF mass spectrometry to cerebrospinal fluid for rapid pathogen identification in a patient with bacterial meningitis. *Clin Chim Acta* **435**：59-61, 2014

8）Komatsu M, et al.：Rapid and simple method for direct identification of bacteria in urine samples with matrix-assisted laser desorption/ionization time-of-flight mass spectrometry. 23rd European Congress of Clinical Microbiology and Infectious Diseases, Berlin, Germany. 2013

9）小松　方：MALDI-TOF MS を用いた臨床微生物学的検査の新しい潮流―原理から応用まで．日本臨床微生物学会 **26**：79-89，2016

10）Ferreira L, et al.：Direct identification of urinary tract pathogens from urine samples by matrix-assisted laser desorption ionization-time of flight mass spectrometry. *J Clin Microbiol* **48**：2110-2115, 2010

Part.2 応用編

11) 八鍬佑貴, 他：質量分析装置「MALDIBiotyper」による 抗酸菌同定における改良法の評価. 日本臨床検査自動化学会会誌 **39**：390-394, 2014
12) 臨床微生物質量分析計検査法ハンドブック：日本臨床微生物学雑誌 **27**（Suppl 2）：9-23. 2017
13) 渡　智久：質量分析装置を用いた微生物の同定と現場での応用. Medical Technology **42**：718-728, 2014
14) 野村文夫：プロテオーム解析を用いた臨床微生物検査　Proteome Letters **3**：5-13, 2018
15) 中西豊文：質量分析技術の臨床検査応用　MALDI-TOF MS による感染症起因菌の迅速同定. 臨床病理 **63**：465-471, 2015

Column　ますます注目される「質量分析計による細菌の迅速同定」

　2015 年世界保健機構（WHO）は加盟国に薬剤耐性に対する行動計画の策定を求め, 2016 年にわが国においても薬剤耐性（AMR）対策アクションプランが策定された. 同プランには「抗微生物剤の適正使用」があり, 厚生労働省から AMR 対策を進める抗菌薬適正使用支援チーム（AST）活動の必要性が掲げられた. このような流れの中で質量分析計による細菌の迅速同定が注目され, 2018 年度の診療報酬改定で質量分析加算が制定された. 質量分析計の導入によって発育したコロニーからの従来よりも 1 日早い同定に加え, 髄液検体や血液培養陽性ボトル中の原因菌の直接同定が可能となった. 毎朝開かれる AST 会議においては, 医師, 薬剤師, 看護師, 臨床検査技師, 事務職員が集まり, 質量分析による微生物同定結果にもとづき, 敗血症等患者に経験的治療として投与された抗菌薬が, 血液中の細菌に対し適切で効果があるかをディスカッションし, 効果が低いと考える時は AST が介入し抗菌薬が変更される. 血液培養陽性ボトルの直接同定はコロニーを形成する分離培養工程がなく, 早い同定から早期における抗菌薬適正使用となる. このように質量分析計による微生物迅速同定は AST 活動にも必須のものとなりつつある.

（村田正太, 土田祥央, 佐藤　守, 野村文夫）

Part.2 応用編

臨床化学分析—ホルモン・脂質

千葉仁志

到達目標

○ 脂溶性ビタミン測定について説明できる

○ 脂肪酸測定について説明できる

脂溶性ビタミン測定

□脂溶性ビタミンにはビタミン D, A, E, K が含まれる. 臨床化学領域で広く測定されているのはビタミン D であるので, 以下はビタミン D について述べる. ビタミン D 以外の脂溶性ビタミンについても質量分析が報告されている.

□ビタミン D の生合成は, 紫外線照射による皮膚での合成から始まり, 肝臓と腎臓で 2 回の水酸化反応を受けて, 活性型の $1a,25$-ジヒドロキシビタミン D_3 を生成する(図1).

□$1a,25$-ジヒドロキシビタミン D_3 はネガティブフィードバックにより自身の合成を調節し, 副甲状腺

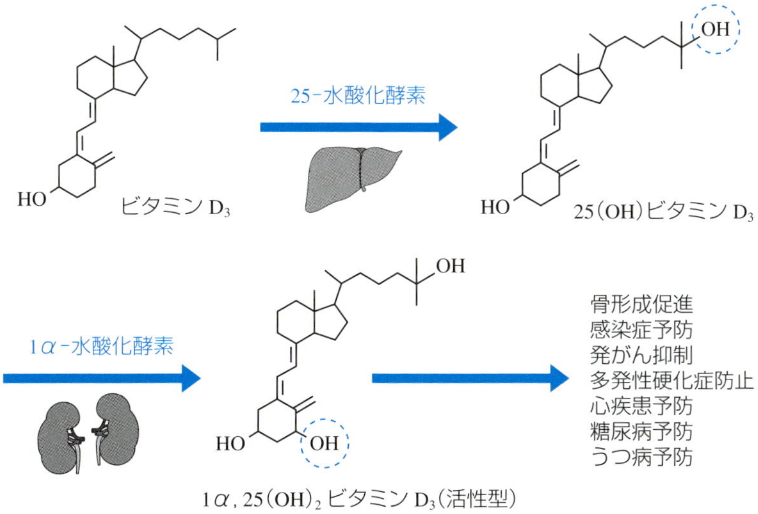

図1 ビタミン D の代謝

ビタミン D_3 は, 肝臓の 25-水酸化酵素, および腎臓の 1α-水酸化酵素によって水酸化を受け, 活性型の$1\alpha,25$-ジヒドロキシビタミン D_3 になり, 骨形成促進などに働く.
〔石毛崇之, 他:LC-MS/MS によるビタミン D 代謝動態の評価. 臨床病理 **63**:457 -464, 2015 をもとに作成〕

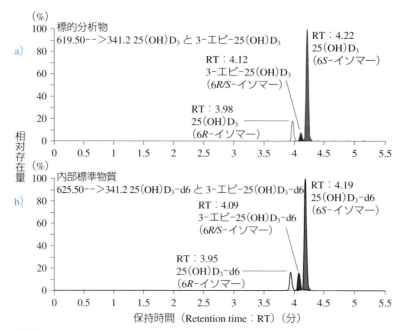

図2 25-ヒドロキシビタミン D₃ とその異性体の SRM クロマトグラム（DAPTAD 標識）

a)は標準品，b)は内部標準物質（重水素標識体）．
〔千葉大学 佐藤守先生の許可を得て Satoh M, et al.：*Anal Bioanal Chem* **408**：7617-7627をもとに作成〕

ホルモン（PTH）の分泌を調節する，ホルモンとしての性質をもつ．

□ビタミン D は骨形成促進において重要な役割を果たし，ビタミン D 欠乏では骨軟化症，くる病（小児）の原因となる．また，感染症，がん（大腸がん，前立腺がん，乳がん），多発性硬化症，関節リウマチ，心疾患，1型糖尿病，うつ病との関連性も報告されている（図1）[1]．

□ほとんどの臨床検査室では，ビタミン D 欠乏症の診断マーカーとして，血清 25-ヒドロキシビタミン D₃ 濃度を用いている（図1）．活性型ビタミン D は調節を受けて変動するため，ビタミン D の体内貯蔵量の評価には適さない．25-ヒドロキシビタミン D₃ 測定には国内のほとんどの施設がイムノアッセイを用いている．しかし，イムノアッセイでは，25-ヒドロキシビタミン D₃ 以外のビタミン D 化合物やビタミン D 代謝物に関する情報は得られない．また，イムノアッセイにはビタミン D 代謝物と交差反応するキットがある[1]．

□イムノアッセイに替わる方法として，海外の臨床化学検査室では LC/MS/MS 法の普及が始まっている．LC/MS/MS 法では 25-ヒドロキシビタミン D₃ の立体異性体である 3-エピ-25-ヒドロキシビタミン D を 25-ヒドロキシビタミン D₃ と同時に測定することが可能である（図2）[2]．3-エピ-25-ヒドロキシビタミン D は，生理活性をもたないが，新生児では比較的高い値をとるため，区別して測定されなければ 25-ヒドロキシビタミン D₃ の過大評価となる．

□活性型ビタミン D と密接な関係のある不活性型 24,25-ジヒドロキシビタミン D₃ の測定も報告されている[1,2]．血中カルシウム濃度が一定レベルに達すると，1α-水酸化酵素の反応は抑えられ，逆に不活性の 24,25-ジヒドロキシビタミン D₃ を合成する 24-水酸化酵素の反応が進む[1]．

□ビタミン D には，動物性（ヒトを含む）のビタミン D₃ と，植物性（おもに，きのこ）のビタミン D₂ が

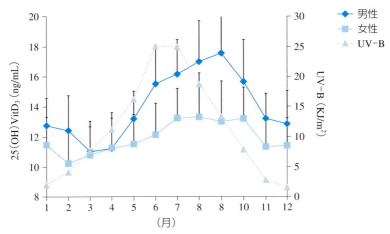

図3 男女別25-ヒドロキシビタミン D_3 と UV-B の紫外線量の年間変動
（札幌市の臨床検査技師のデータ）
〔Okabe H, et al.：Determination of serum 25-hydroxyvitamin D_3 by LC/MS/MS and its monthly variation in Sapporo Indoor Workers. *Anal Sci* **34**：1043-1047, 2018をもとに作成〕

ある．市販サプリメント服用時はビタミン D_2 が高値となる．LC/MS/MS 法では D_2 と D_3 を区別することが可能であるが，イムノアッセイでは両者を区別して同時に測定することはできない[1]．

□ビタミン D の血液中での分布は，約85％がビタミン D 結合タンパク質（vitamin D binding protein：DBP），約15％がアルブミンと結合し，少量（0.4％）が遊離型として存在する．ビタミン D と DBP との結合は強いので，抽出が十分に行われるように注意を払う必要がある．

□また，ビタミン D は脂溶性が強いので，固相抽出において高い回収率が得られるように注意する必要があるが，同時に，干渉物質の溶出を可能な限り下げる必要がある．とくに，リン脂質の混入が強いイオン化抑制を生じるので問題となる．佐藤らは種々の血清ビタミン D 抽出法を比較検討し，タンパク質沈殿法，固相抽出法においてリン脂質による強いイオン化抑制が起きたが，液・液抽出法ではそれを避けられたことを報告している[2,3]．固相抽出法は自動化に向いているが，固相からの溶出と LC カラムからの溶出の原理を変えるなどの工夫をして，干渉物質の影響を避ける必要がある．

□イオン化効率向上のためにビタミン D 標識試薬を用いることがある．東らが開発した標識試薬 4-（4′-ジメチルアミノフェニル）-1,2,4-トリアゾリン-3,5-ジオン（DAPTAD）はイオン強度を約100倍に増大する[4]．DAPTAD 標識を用いる場合，イオン化には ESI 正イオンモードが用いられているが[4]，非標識の場合にはイオン強度を高めるために APCI 正イオンモードが用いられている[5]．

□米国の National Institute of Standards and Technology（NIST）が精度管理用標準血清として SRM972a を供給している．ビタミン D 化合物の濃度が値づけされている[3]．

□日本人にビタミン D 欠乏症が多いことが報告されている．臨床検査室（札幌市）で働く臨床検査技師（男11，女11，35±8歳）の血清 25-ヒドロキシビタミン D_3 濃度を毎月測定したところ，男女ともに平均値は欠乏症の基準である 20 ng/mL を下回っていた（図3）[5]．とくに，女性では夏期に男性より明らかに低く，季節変動も小さかった．UV カット化粧品が原因と疑われる．

□日本人の魚の摂取量と 25-ヒドロキシビタミン D_3 濃度は関連性が認められており，日本人はビタミン D を体内で合成するほかに，体外からおもに魚から摂取すると考えられる．

□以上，LC/MS/MS 法はビタミン D 測定のゴールドスタンダードとしての地位を確立しており，着々

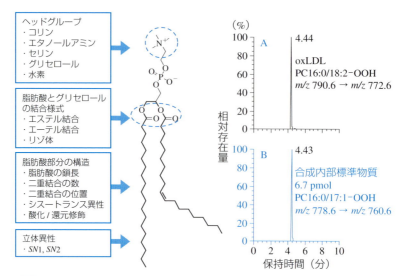

図4 グリセロリン脂質の多様性(左)とリン脂質過酸化物の LC/MS/MS(右)

(左)グリセロリン脂質は小さな分子であるが構造に関する大きな多様性をもつ．とくに脂肪酸部分は多様性が大きく，さらに二重結合に対する酸化修飾を受けやすい．（右）グリセロリン脂質の1つであるホスファチジルコリンの1価過酸化物（PC16：0/18：2-OOH）の SRM クロマトグラム：A)血漿試料，B)内部標準物質(IS)．イオン化は ESI 正イオンモードで行った．

とデータが集積されてきている．今後は臨床化学検査室への普及が進むことを期待したい．

脂肪酸および脂質測定

□脂質は，最大の脂質分子であるカルジオリピン(リン脂質の一種)でも分子量は 1,500 程度であり，小さな分子であるが分子種の多様性に富んでいる．例としてグリセロリン脂質の構造を示す(図4左)．脂肪酸部分を中心に多様性の要因が多数存在する．グリセロリン脂質以外にも，スフィンゴ脂質，トリグリセリド，コレステリルエステル，遊離コレステロール，遊離脂肪酸，糖脂質などの様々な脂質種が存在し，脂質全体としてはタンパク質よりも分子種は多い．

□脂質分子の脂肪酸部分が不飽和脂肪酸の場合は，二重結合部分が酸化されやすい．その結果，脂質ラジカル，過酸化脂質(脂質ヒドロペルオキシド)，活性アルデヒドなどの，生体にとって有毒な物質を生じ，生体はこれに対して激しい反応を起こす．エイコサノイド，リゾリン脂質，プラズマローゲン，カルジオリピンなどの生理活性脂質は，いずれも脂肪酸部分にユニークな構造をもち，かつ，酸化にも関係する脂質である．これらの脂質に対して，研究者の関心は高まり，脂質質量分析に対するニーズは増大している．

□血漿リン脂質の主要成分であるホスファチジルコリン(PC16：0/18：2)のモノヒドロペルオキシド(PC16：0/18：2-OOH)の SRM クロマトグラムを示す(図4右)[6]．LC/MS/MS を用いれば，非常に低レベルの過酸化リン脂質の定量が可能である．過去には化学発光 HPLC 法がこの目的のために用いられてきたが，分子種の同定の点で LC/MS/MS に遠く及ばない．この測定では内部標準物質として PC16：0/17：1-OOH を自家合成して用いている．ヒトの血漿中にこの分子が検出されないことを確認して使用しているが，ターゲット物質の安定同位体を用いることが望ましい．

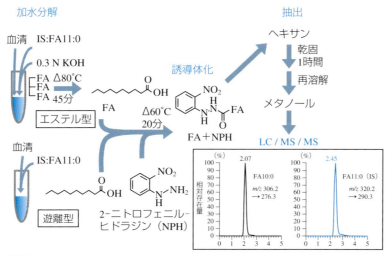

図5 脂肪酸分析の流れ

血清中の脂肪酸をアルカリ加水分解し，NPH 誘導体化反応を経て，有機溶媒で抽出後に質量分析を行う．加水分解を省略すれば遊離型脂肪酸のみを測定できる．図はカプリン酸(FA10：0)を測定しており，内部標準物質としてヒトにはほとんど存在しない奇数鎖脂肪酸(FA11：0)を用いている．イオン化は ESI 陰イオンモードで行った．

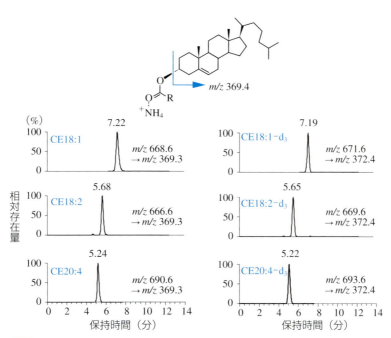

図6 コレステリルエステルの分子種別定量

コレステリルエステルの脂肪酸部分の違いにより LC で分離し，共通部分のコレステロール部分(m/z 369.4)を LC/MS/MS(SRM 法)により検出した．イオン化は APCI 正イオンモードで行った．それぞれのコレステリルエステル分子種のコレステロール部分に重水素を 3 個導入し，内部標準物質として用いた．
〔三浦佑介，他：LC-MS/MS によるコレステリルエステル定量法の開発．臨床化学 **45**：127-134, 2016 をもとに作成〕

Part.2　応用編

□近年，短鎖脂肪酸や中鎖脂肪酸の代謝学的作用に研究者の関心が集まっており，これらの測定ニーズが高まっている．脂肪酸(FA)分画測定は，従来はキャピラリー・ガスクロマトグラフィー(メチルエステル法)により行われてきた．しかし，短鎖や中鎖脂肪酸はもともと揮発性が高く，メチルエステル化することでさらに揮発性が増し，濃縮時に大気中に失われる．そのため正確な測定が困難であった．この問題は，2-ニトロフェニルヒドラジン(2-nitrophenylhydrazine：NPH)で短鎖・中鎖脂肪酸を標識することで解決する(図5)[7]．この標識法による短鎖～極長鎖脂肪酸の一斉分析が可能である．

□血清コレステリルエステル濃度は，従来の検査室では総コレステロールから遊離コレステロールを減じた計算値を使ってきた．コレステリルエステルの脂肪酸部分の違いによりLCで分離し，共通部分のコレステロール部分(m/z 369.4)をLC/MS/MS(SRM法)により検出した(図6)[8]．コレステリルエステルは細胞内脂肪滴のコア部分を構成する非極性脂質であり，今後は異所性脂肪蓄積の臨床研究に応用が期待できる．

◉文献
1) 石毛崇之，他：LC-MS/MS によるビタミン D 代謝動態の評価．臨床病理 **63**：457-464，2015
2) Satoh M, et al.：Development and validation of the simultaneous measurement of four vitamin D metabolites in serum by LC-MS/MS for clinical laboratory applications. *Anal Bioanal Chem* **408**：7617-7627, 2016
3) Satoh M, et al.：Applications of mass spectrometry in clinical chemistry. Medical Mass Spectrometry **3**：2-10, 2019
4) Ogawa S, et al.：Analysis of urinary vitamin D_3 metabolites by liquid chromatography/tandem mass spectrometry with ESI-enhancing and stable isotope-coded derivatization. *Anal Bioanal Chem* **406**：6647-6654, 2014
5) Okabe H, et al.：Determination of serum 25-hydroxyvitamin D3 by LC/MS/MS and its monthly variation in Sapporo Indoor Workers. *Anal Sci* **34**：1043-1047, 2018
6) Hui SP, et al.：Quantitative determination of phosphatidylcholine hydroperoxides during copper oxidation of LDL and HDL by liquid chromatography/mass spectrometry. *Anal Bioanal Chem* **403**：1831-1840, 2012
7) Zhen Chen, et al.：Determination of total, free, and esterified short-chain fatty acid in human serum by liquid chromatography-mass spectrometry. *Ann Clin Biochem* **56**：190-197, 2019
8) 三浦佑介，他：LC-MS/MS によるコレステリルエステル定量法の開発．臨床化学 **45**：127-134，2016

◉参考文献
・佐藤　守，他：臨床化学検査における質量分析の現状と課題．*JSBMS Letters* **43**：27-31，2018
・Muller MJ, et al.：Mass spectrometric profiling of vitamin D metabolites beyond 25-hydroxyvitamin D. *Clin Chem* **61**：1033-1048, 2015

Ｃolumn　細胞内脂肪滴の高分解能質量分析について

　質量分析の長所の1つは，少量サンプルで高感度分析ができる点である．そのメリットを最大に生かした私の研究室の仕事を紹介する．細胞を培養し，脂肪酸を負荷すると，細胞内に脂肪滴が蓄積する．細胞が生きている状態で，顕微鏡観察下に細胞をガラスキャピラリーで刺し，1個の脂肪滴をキャピラリーに吸引する．キャピラリーの反対側から有機溶媒を加え，高分解能質量分析計に注入する．この方法で，脂肪滴1個から約20種の脂質分子を同定できる．今，異所性脂肪蓄積という病気が話題である．肝臓や腎臓などの細胞内に脂肪滴が蓄積し，炎症や線維化が進行し，肝不全・腎不全・がんを発症するに至る．しかし，この病気のメカニズムはよくわかっておらず，検査法・治療法・予防法は確立されていない．生きた細胞の脂肪滴の質量分析で脂肪滴の「悪玉性」を明らかにし，改善策を見いだしたいと夢見ている．　　　　　　　　　　　(千葉仁志)

Part.2 応用編

臨床化学分析—糖代謝

中西豊文

到達目標

○ 糖化ヘモグロビン(HbA1c)測定原理を列挙し，説明できる

○ エレクトロスプレーイオン化質量分析(ESI-MS)法による
  糖化ヘモグロビン(HbA1c)測定法を説明できる

○ 異常ヘモグロビン症における HbA1c 値の測定間の乖離について
  解説できる

糖化ヘモグロビン(HbA1c)の測定法

(1)日常検査法の変遷

□糖化ヘモグロビン(HbA1c)は血糖管理の重要な指標であり，正常 β 鎖 N 末端 Val にグルコース 1 分子が結合した糖化 Hb 分子と定義されている．HbA1c 値は，糖尿病診断，合併症の発症防止に寄与しており，その測定法は高速液体クロマトグラフィー(HPLC：弱陽イオン交換カラム)が主流を占めている[1].

□日常測定法では，溶血性貧血並びに異常 Hb 症以外に，肝障害・腎障害例などではカルバミル化(尿毒症)，アルコール多飲酒者ではアセトアルデヒド化，アスピリン服用者ではアセチル化など種々の修飾構造をもった Hb 分子の存在によって HbA1c 値が正しく算出されず，血糖値との乖離例が認められる．

□ラテックス凝集/凝集阻止法やアフィニティ法など免疫法が新しく開発され日常法として採用されているが，使用する抗 HbA1c 抗体の認識部位周辺の構造変化によって正確な測定値が算出されず，血糖値との不一致例が認められる．表1 に，現行の HbA1c 測定法の原理とその問題点を示す．

(2)HbA1c 測定法の標準化の試み

□1997 年，Kobold ら[2]国際臨床化学連合(IFCC)の HbA1c 標準化委員会の作業グループは，正常 β 鎖 N 末端 Val にグルコース 1 分子が結合した HbA1c 成分を測定する方法として，糖化ペプチドを測定する方法を考案した．

□すなわち，正常 β 鎖 N 末端より 6 番目に位置するグルタミン酸の C 末端側を切断する酵素を用い，断片化した糖化ヘキサペプチド(Glucose-Val-His-Leu-Thr-Pro-Glu：GHex)をエレクトロスプレーイオン化質量分析(ESI-MS)法にて定量する方法を提唱し，本 ESI-MS 法が HbA1c 測定の「ゴールドスタンダード(標準基準)」となるだろうと結論付けている．わが国でも日本糖尿病学会および臨床化学会が中心となって標準的 HbA1c 測定法の確立，HbA1c標品の作成など種々の精度管理が試み

75

表1 現行の HbA1c 測定法の原理とその問題点

	HPLC 法	免疫法	ESI-MS 法	IFCC 法
分析計	HA-8150	DCA-2000	TSQ	TSQ
測定原理	弱陽イオン交換クロマトグラフィー	ラテックス凝集阻止法	エレクトロスプレーイオン化質量分析法（完全 Hb 分子）	エレクトロスプレーイオン化質量分析法（断片化ペプチド）
問題点	修飾 Hb，異常 Hb（溶出位置の変化）↓正・負誤差	修飾 Hb，異常 Hb（抗体認識部位の変化）↓正・負誤差	N 末端以外の糖化 β 鎖グロビン（ε-アミノ基など）↓正・負誤差	算出方法（2 価イオン単独）↓正・負誤差

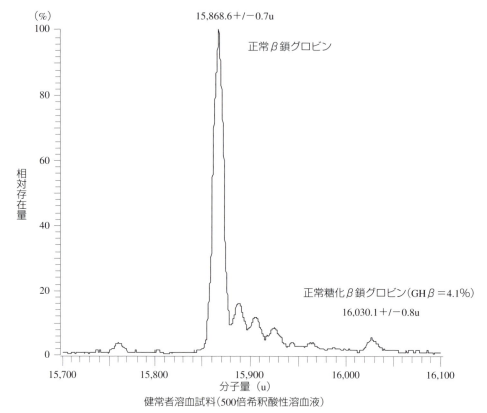

図1 溶血試料を用いた ESI-MS 解析結果

られている．

□われわれは，「HbA1c 標準化の標準法作成委員会」委員として，MS 法による HbA1c 測定の標準化を取り組んできた．その取り組みについて自験例を交えて紹介する[3]．

□まず 50 倍希釈溶血液 20 μL，アセトニトリル 100 μL，20% ギ酸 40 μL，精製水 40 μL を混合した 500 倍希釈酸性溶血液を作成し，その 10 μL を ESI-MS 解析に供した．本法では，正常非糖化 β 鎖が 15,868.6＋/－0.7 u，正常糖化 β 鎖が 16,030.1＋/－0.8 u に検出される（図1）．

□糖化 Hb（GHb）値は，得られた分子量転換したマススペクトルのイオン強度より，下記の計算式を用いて糖化 β 鎖（%）を算出できる．

$$糖化 β 鎖（\%）＝糖化正常 β 鎖／（糖化正常 β 鎖＋非糖化正常 β 鎖）$$

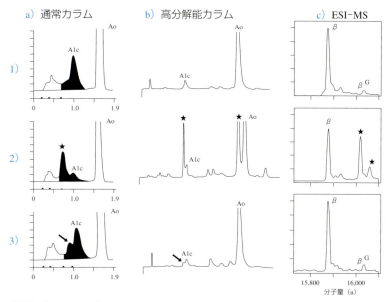

図2 代表的な異常 Hb 症例における HbA1c 溶出パターンと ESI-MS 解析
1) 健常者　2) 異常 Hb Niigata　3) 尿毒症患者

□ 500倍希釈酸性溶血液を用いた ESI-MS 法による GHb 値測定の日内および日差変動は，ともに変動係数（CV）< 2.5％ と良好であり，糖尿病患者および健常者の溶血サンプルを用い，現行 HPLC 法との相関性を検討した結果，相関係数 $r = 0.990$，回帰式 $y = 1.148x - 0.853$ と良好であり，検査法として採用可能である．

(3) 異常修飾 Hb 分子と HbA1c 検査法

□ 図2 に，現行 HPLC 法，高分解能 HPLC（PolyCAT カラム使用）法[4] および ESI-MS 法による健常者，異常 Hb Niigata（Val→acetylMet-Leu/Met-Leu）[5] および尿毒症患者の溶出パターンと ESI-MS 解析結果（分子量転換スペクトル）を示す．

□ 現行 HPLC 法では正常 HbA1c の溶出位置にアセチル化異常 β 鎖が重なるため，異常高値を示した．一方，ラテックス凝集法[6]では，抗体認識部位の近傍にアミノ酸変異が存在する例では，抗体が反応せず低値を示した．

□ 一方，尿毒症患者では尿素より変化したシアン酸が Hb と結合しカルバミル化体が形成される．カルバミル化 Hb[7]は，旧 HPLC 法ではプレ A1c 分画（#C）位置に溶出され高値を示したが，前処理を工夫することにより改善された．

□ 同様に，アルコール多飲者（アセトアルデヒドが Hb と結合し，HbA1c 溶出位置に重なる），アスピリン服用者（薬剤と Hb の結合体が HbA1c 溶出位置に重なる），ビタミン C やビタミン B_6 などでも同様に修飾 Hb が HbA1c 溶出位置に重なり誤差が生じるため，注意を要する．

異常 Hb 症における糖化 Hb 溶出パターン変化

□ 今日の国際化を反映して，従来日本人には非常に稀な異常 Hb 症が報告されており，日頃から HbA1c 異常値/血糖値との乖離例に注意し，的確に対処できなければ誤診や疾病を見落とす可能性がある．

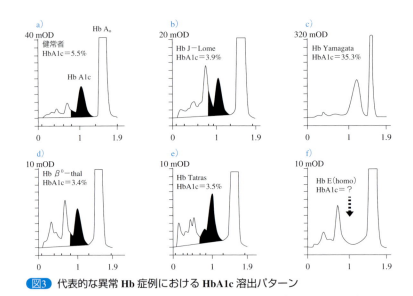

図3 代表的な異常Hb症例におけるHbA1c溶出パターン
a) 健常者　b) 異常β鎖：糖化Hbが2成分に分かれる症例　c) 異常成分がHbA1c分画に重なる症例　d) βサラセミア例　e) 異常α鎖　f) 異常β鎖（ホモ接合型）

図3に、代表的な異常Hb症例におけるHPLC法による溶出パターンを示す。その特徴は3つのパターンに分類される。

(1) β鎖Hb症
□β鎖ヘモグロビンを支配する遺伝子（11番目染色体短腕）は、1か所でありヘテロ接合体では正常/異常鎖の存在比は1：1であるため、もし構造異常が糖化率に影響を及ぼさない症例であれば、糖化成分の比率も同様となりHbA1c真値の約半分であり日常検査法にて検出は可能である。

(2) α鎖Hb症
□α鎖Hbを支配する遺伝子（16番目染色体短腕）は、α1とα2の2か所であり、ヘテロ型では正常/異常鎖の存在比は3：1であるため、真のHbA1c値の約25％低下に過ぎず、異常鎖の存在を見落とす危険性がβ鎖より高いため、注意を要する。

(3) サラセミア[8]
□本症はHbの合成障害でありHbA1c値は著しく低値を示す。また、鉄欠乏性貧血と誤診されるため鑑別診断上、異常Hb解析が重要である。さらに、ホモ接合体の場合はα鎖、β鎖いずれかのグロビン鎖の両方とも変異が存在するため、正常なHbA1c分画位置に溶出されず、HPLC法では測定不可となる。

□以上により、異常Hb症例では、HPLC法による溶出パターン異常が認められた場合、必ずMS法による再測定を実施すべきである。

□しかし、完全Hb分子をサンプルとするMS法においても、β鎖N末端Val以外にLysのε-アミノ基にグルコースが結合した糖化Hbも同時に測定されるため、測定値が高めに算出される可能性があり、さらなる改良が必要である。

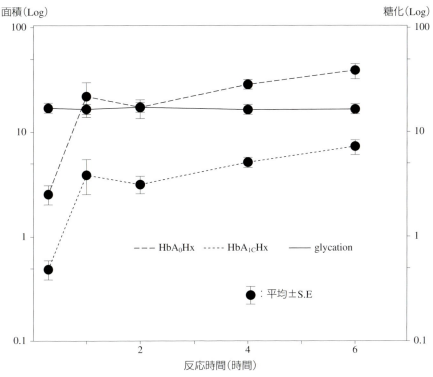

図4 V8プロテナーゼ(Glu-C)反応時間とヘキサペプチド生成量の経時変化

安定同位体標識糖化ヘキサペプチドを用いた標準基準定量法

□ 患者グロビンの分離およびGlu-Cによる断片化はKobuldらの報告[2]に準じた．Glu-C断片化溶液に合成した重水素標識非糖化および重水素糖化β鎖ヘキサペプチド(βHex)を添加し，LC/ESI-MS解析に供した．

□ まずGlu-C反応時間として，10分，20分，1時間，2時間，4時間および6時間と変化させ，生成したβHex量から最適反応時間を設定した[9]．図4にその結果を示す．

□ Glu-Cの断片化反応時間(反応温度は42℃)とβHex生成量は反応後10分より検出可能となり，反応時間に比例して増加したが，再現性・定量性を考慮して4時間に設定した．Glu-C断片化反応は，糖化βHexと非糖化βHex間には差が認められず，その生成量は6時間までほぼ一定であった．

□ 設定した反応条件を下に，糖尿病外来受診者検体(16例)を用いて，本ESI-MS法と免疫法(DCA-2000)との相関性を検討した結果，相関係数 $r=0.991$，回帰式 $y=0.93482x+0.11024$ と良好であった．同様に，HPLC法との相関は $r=0.978$，$y=0.88199x-0.01065$ であり，本ESI-MS法に比して1割程度高めに算出された．また，2種類の実試料を用いた同時再現性，日差変動を検討した結果，良好な再現性が得られている．

□ β鎖N末端に変異が存在するHb Niigata 2症例について本ESI-MS法にてHbA1c値を算出した．HbA1cHex(理論分子量=694.4)，HbA0Hex(理論分子量=856.6)以外に異常β鎖由来糖化Hex(理論分子量=1,001.8)および異常β鎖由来非糖化Hex(理論分子量=839.7)とそのアセチル体(理論分子量=881.8)の計5種類の修飾βHexが検出された．

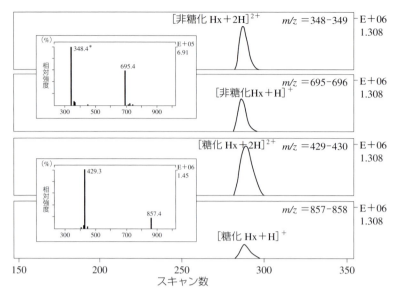

図5 合成糖化 Hex と非糖化 Hex 抽出イオンクロマトグラムおよびフルスキャン ES スペクトル

上2段は，非糖化 Hex 由来の1価および2価イオン，下2段は糖化 Hex 由来の1価および2価イオンを示し，小枠にはそれぞれの ES スペクトルを示す．

□ 抽出イオンクロマトグラムのそれぞれの m/z のピーク面積を算出し，正常 Hex の糖化率を算出すると，Hb Niigata の2症例はそれぞれ 4.3% および 4.1% となった．免疫法では，糖化 Hb 抗体は β 鎖 N 末端側テトラペプチド（β-N-デオキシフルクトシル-Val-His-Leu-Thr）を認識しており，β 鎖 N 末端近傍にアミノ酸変異が存在する異常 Hb では，正常 β 鎖由来糖化成分のみしか認識されず，総 Hb に対する HbA1c 値を計算すると低値（それぞれ 3.5%，3.3%）を示した．

□ 一方，HPLC 法では，Hb Niigata はアセチル化体が存在するためプレ A1c 分画位置に溶出し，異常高値（それぞれ 13.6%，13.2%）を示す．また，正常 β 鎖と異常 β 鎖との糖化率を検討し異常 β 鎖 Hex の糖化率を算出すると，それぞれ 2.3%，1.0% と正常 βHex の糖化率のほぼ半分であり，アミノ酸変異によって糖化率が低下したことを示唆した．

2イオン加重和法による HbA1c 真値測定法[10,11]

□ IFCC が提唱した HbA1c 測定法[4]を再評価する目的に，筆者らグループが新たに考案した2イオン加重和法の有用性について解説する．合成した糖化 Hex と非糖化 Hex との混合比＝1：1（重量比）に試料を作成し，ESI-MS 解析に供した．図5 にその抽出イオンクロマトグラムとフルスキャン ESI スペクトルを示す．

□ 糖化 Hex の1価と2価イオンのピーク高さ比は 4.52，面積比では 5.04 であり，非糖化 Hex の1価と2価イオンでは，それぞれ 1.36 と 1.39 であった．つまり，N 末端側2番目 His 残基 N のイオン化率が両 Hex でほぼ同一であることから，N 末端グルコース-NH の方が N 末端の遊離 NH_2 よりも数倍イオン化されやすいと考えられる．

□ しかも，両イオンのピーク比は分析ごとのバラツキが大きかった．また，IFCC 法のように単独2価

表2 IFCC法，単純和法と2イオン加重和法によるHbA1c値の比較

同時再現性

	Low			High		
	IFCC法	単純和法	2イオン加重和法	IFCC法	単純和法	2イオン加重和法
Mean	4.507	4.573	4.493	9.480	9.317	9.227
S. D	0.156	0.124	0.021	0.123	0.254	0.071
CV(%)	3.468	2.716	0.463	1.296	2.729	0.769

日差変動

	Low			High		
	IFCC法	単純和法	2イオン加重和法	IFCC法	単純和法	2イオン加重和法
Mean	4.483	4.462	4.408	9.257	9.210	9.132
S. D	0.155	0.148	0.114	0.120	0.217	0.141
CV(%)	3.468	3.323	2.588	1.296	2.359	1.542

イオンのみを指標として作成した検量線(イオン強度比とモル比との対比)の直線性は悪く，イオン強度比とモル比は大きく乖離した．一般的に，ESI-MS法での定量分析では，構造の異なる2成分のイオンピーク比はモル比に比例しているが，イオン化効率の違いによって補正する必要がある．

□ESIでは多価イオンを形成するので，補正値の算出には全イオンを考慮するのが合理的である．そこで，得られたイオン強度比より混合モル比を正確に算出するために「2イオン加重和法」を考案した[10,11]．その計算式を下記に示す．

$$\frac{0.5 \times 糖化ヘキサペプチド2価イオンピーク面積 + 糖化ヘキサペプチド1価イオンピーク面積}{0.5 \times 非糖化ヘキサペプチド2価イオンピーク面積 + 非糖化ヘキサペプチド1価イオンピーク面積}$$

□混合モル比の異なる4種類の試料を用いて検量線を作成すると，傾きは1.0429，y切片は0.00145であり再現性も良好(CV値＜3%)であった．また，2イオン加重和法にて算出したイオン強度比は混合モル比に一致していた．

□次に，2種類(IFCC標準物質)のHbA1cコントロールを用いて，ESI-MS法にて解析し得られたHbA1c値をIFCC法，単純和法と2イオン加重和法にて算出し，その再現性を検討した．表2にその結果を示す．3法とも良好であったが，2イオン加重和法が絶対的HbA1c標準測定法として最適であると思われた[10,11]．

□さらに，2イオン加重和法にて糖尿病外来患者45例，異常Hb症25例のHbA1c値を算出した．糖尿病検体では，HPLC法との相関性は相関係数$r=0.994$，回帰式$y=0.9256x-0.8497$と良好であった．

□その上に，異常Hb症例をプロットするとほとんどの症例において大きく乖離した．つまり，異常Hb共存検体ではHbA1c分画が2つに分かれてしまう場合と，異常成分がHbA1c分画に重なって溶出され異常高値を示す場合があり，どちらも血糖値を反映しない．

□一方，免疫法(DCA-2000)では，使用抗体の認識部位はβ鎖N末端ペプチドおよびケトアミン基であり，Hb Niigataでは，約2割がアセチル化を受け，残りの異常/正常成分のN末端の糖化率が同等でと仮定した場合，その測定結果(3.5%，3.1%)から異常β鎖の糖化成分も認識しているものと推察された．

Part.2 応用編

● 文献

1) Hamwi A, et al.：Quantitative measurement of HbA1c by an immunoturbidimetric assay compared to a standard HPLC method. *Am J Clin Pathol* **104**：89-95, 1995

2) Kobold U, et al.：Candidate reference methods for hemoglobin A1c based on peptide mapping. *Clin Chem* **43**：1944-1951, 1997

3) 河野好恵：質量分析法による糖化ヘモグロビン測定. 卒業論文集（平成9年度）：19-22, 1997

4) Wajcman H：Analysis of hemoglobins and globin chains by high-performance liquid chromatography. *Methods Mol Med* **82**：22-29, 2003

5) Ohba Y, et al.：Hb Niigata ［β（NA1）VAL→LEU］：the fifth variant with retention of the initiator methionine and partial acetylation. *HEMOGLOBIN* **21**：179-186, 1997

6) DCA2000 HbA1c カートリッジ添付文書（SEIMENS）

7) Fluckiger R, et al.：Hemoglobin carbamylation in uremia. *N Engl J Med* **304**：823-827, 1981

8) Jensen CE, et al.：Incidence of endocrine complications and clinical disease severity related to genotype analysis and iron overload in patients with beta-thalassemia. *Eur J Haematol* **59**：76-81, 1997

9) 山根麻奈未：固定化酵素／質量分析法によるβ鎖N末端ヘキサペプチドの糖化率の定量. 卒業論文集（平成10年度）：17-20, 1998

10) 中島由香子：2イオン加重和法によるHbA1c真値測定. 卒業論文集（平成11年度）：57-60, 1999

11) Nakanishi T, et al.：Ratio of the ion peak intensity of glycated to non-glycated hexapeptides from the N-terminal of hemoglobin β-chain measured by LC-ESI mass spectrometry. *J Mass Spectrom Soc Jpn* **47**：389-391, 1999

Column　ヘモグロビン A1c 測定の注意点

　ヘモグロビン A1c（HbA1c）は，Hbβ鎖 N 末端バリンにグルコースが付加した糖化 Hb と定義されている．HbA1c は，糖尿病患者の血糖管理の指標の 1 つであり日常的に測定され，糖尿病診断・治療方針決定に寄与している．しかし，日常法として汎用されている高速液体クロマトグラフィー（HPLC）法では，貧血，異常 Hb 症，尿毒症，アルコール多飲者，特定薬剤服用例などにおいて，異常修飾 Hb の存在により HbA1c 測定値に誤差が生じ，必ずしも血糖値を反映するとは限らない．とくに，異常 Hb 症は日本人 3,000 人に 1 人という疫学上高頻度で見出される可能性があることから日常診療において十分注意を払う必要性がある．血糖値との乖離例においては，異常 Hb 解析は必須項目と考える．

　本章では日常法（HPLC 法，免疫法）とエレクトロスプレーイオン化質量分析（ESI-MS）法による異常 Hb/修飾 Hb 共存例における HbA1c 値の比較と，さらに酵素消化にて断片化した糖化 Hbβ鎖由来ペプチドを対象にした HbA1c 測定の有用性について解説している．

（中西豊文）

Part.2 応用編

5 薬毒物分析

五十嵐一雄

到達目標

○ 質量分析のための生体試料前処理法，とくに固相抽出法の
意義について理解する————————————— ☑ ☑ ☑ ☑ ☑
○ 薬毒物分析のための GC/MS および LC/MS の特徴を把握する—— ☑ ☑ ☑ ☑ ☑
○ 薬毒物定量法の特徴を把握する————————————— ☑ ☑ ☑ ☑ ☑

はじめに

□私たちの身の回りには，医薬品，化粧品，日用品，農薬，工業薬品など数万から数十万という化学
物質が存在している．しかし，これらの物質は使用法を誤れば，人体の健康・命を損なう可能性を
もっている化学物質である．

□たとえば，医薬品の場合，服用方法により副作用としての有害作用が強く出てくることになり，中
毒死にいたることがある．したがって，生体試料中，とくに血液中の薬毒物濃度については迅速に，
精度よく測定できることが重要となる．

□薬毒物分析としての質量分析法は，近年のイオン化法の進歩に伴い高感度・高選択的な質量分析計
の出現により，治療薬物モニタリング（therapeutic drug monitoring：TDM）分野や救急医療分野，そし
て法中毒学分野において質量分析計による薬毒物の微量分析および迅速分析へと急速に普及しつつ
ある．

□とくに治療薬物モニタリング（TDM）分野では，治療有効血中濃度範囲内の有無判定のために薬物濃
度検査の迅速性，救急医療分野においても，患者救命のために薬毒物検査の迅速性が必要であり，
また法中毒学分野では死因究明のために薬毒物の科学的な鑑定証拠が求められる．

□このような目的の検査には，これまで免疫学的手法（トライエージ，多元酵素免疫測定法（enzyme-
multiplied immunoassay technique：EMIT），酵素免疫測定法（enzyme-linked immunosorbent assay：
ELISA）など），光学分析法（吸光光度法など），さらに GC，GC/MS および HPLC などの機器分析法
が用いられてきた．

□GC や GC/MS はその原理上，難揮発性物質，熱不安定物質や高極性物質などには誘導体化した上
で分析する必要があることから，前処理操作が煩雑となり迅速性に欠けることがある．

□一方，LC/MS はこの難揮発性物質，熱不安定物質や高極性物質なども測定可能であり，GC/MS に
比べて測定可能物質も多い．最近では分子構造情報も得られ，高感度，高選択性を有する LC/MS/

Part.2 応用編

MS が有用な分析ツールとして数多く用いられている[1]. この章では，LC/MS および LC/MS/MS を用いた薬毒物の質量分析法を概説する.

質量分析を用いた薬毒物分析のための試料前処理・固相抽出[2,3]

□薬毒物分析に用いられる生体試料には，血液，尿，胃内容物，組織などがある．これらの生体試料には生体成分(タンパク質，脂質，無機塩など)が数多く含まれていることから，取り込まれた薬毒物を簡単に分析することは難しい.

□質量分析計を用いて薬毒物分析を行うためには，分析対象試料から妨害となる複雑な夾雑物を除去し，目的薬毒物を効率的に抽出することが重要である.

□このために生体成分である夾雑物を除去する試料前処理が必要となる．試料前処理には，様々な手法が適用されるが，一般的には除タンパク抽出法，液・液抽出法や固相抽出法などが用いられる.

□さらに迅速性を有する前処理手法として，最近 QuEChERS 法(キャッチャーズ法)[4]が注目されている.

□この方法は，通常カラムに充填される固相を液中に分散させ，過剰なる塩類と極性溶媒と混和させ，抽出と精製を同時に行う方法であり，これまでの濃縮操作を必要としない.

(1)除タンパク抽出法

□メタノールやアセトニトリルなどの有機溶剤を加えて生体成分タンパク質を変性させ，溶解度の差から沈殿したタンパク質を遠心分離して除去し，目的薬毒物を抽出する.

□この方法は，簡単かつ短時間で処理できることから利用しやすい方法であるが，目的薬毒物の一部が沈殿させたタンパク質に巻き込まれる場合があり，薬毒物の回収率や再現性に問題がある.

(2)液・液抽出法

□液・液抽出法は基本的には相互に混ざり合わない組み合わせの有機溶媒を使用し，薬毒物を抽出する方法である.

□薬毒物の性質(酸性，中性，塩基性など)と使用する有機溶媒(エーテル，クロロホルム，酢酸エチルなど)への可溶性(分配係数の差)を利用し，選択的に有機溶媒に抽出する.

□この抽出により試料濃縮が可能であり，高感度測定も可能となる.

□しかし，生体成分(タンパクや脂質など)が乳化しエマルジョンを形成し，有機溶媒層と水層とを分離できない場合がある.

□目的薬毒物が抽出された有機溶媒の濃縮操作を必要とし煩雑となる.

(3)固相抽出法

□固相抽出法とは，薬毒物と生体成分との分離剤である固定相(固相)に対する相互作用の違いを利用し，薬毒物と生体成分を分離する方法である.

□固相を小さな樹脂製カラムに充填し，生体試料中の目的薬毒物の分離精製を行う.

□また適切な固相を選択することにより，目的薬毒物を選択的に分離濃縮できる.

□次に固相抽出法に利用される固相充填ミニカラムには，HPLC 分析に使用されるカラム分離剤と同様なものがあり，おもに逆相系(C18 や C8 など)，順相系，イオン交換系(カチオン交換，アニオン交換)，混合系などが市販されている.

□また，液・液抽出におけるエマルジョン形成による有機溶媒層と水層が分離できないという問題点

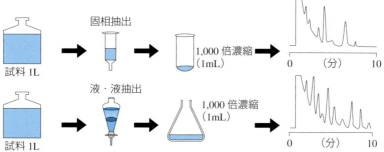

図1 液・液抽出と固相抽出の違い（㈱ジーエルサイエンス提供）

を解決するために，エマルジョン形成を心配せずに抽出できる．

□液・液抽出型の固相充填ミニカラムも市販されている．珪藻土タイプの樹脂，InterSep® K-solute（GLサイエンス），ISOLUTE® SLE+（バイオタージ），EXtrelut®（メルク）などがある．

□この珪藻土タイプの固相抽出の場合，目的薬毒物の性質（酸性，中性，塩基性など）により分析試料溶液のpH調整，抽出溶媒（酢酸エチル，クロロホルム，ヘキサンなど）の選択が必要である．

□図1に液・液抽出と固相抽出の違いを示した．たとえば，約1Lの水溶液試料から目的物質を抽出するためには大量の有機溶媒を必要とする．

□一方，固相抽出では少量の有機溶媒で抽出が可能である．

□また，液・液抽出では，目的物質を抽出し濃縮することは可能だが，同時に夾雑物質も抽出される場合が多い．

□また固相抽出法は，少量のメタノールやアセトニトリルなどの溶媒により溶出させるので，濃縮も比較的短時間ですむ．固相抽出では，適切な固定相（分離剤）を選択することにより，目的物質を試料マトリックスから選択的に分離濃縮できる．

□このように固相抽出法の利点は，多彩な分離剤を利用することで得られる選択性の高さにある．

□目的薬毒物の抽出に固相抽出法を使用する場合，HPLC分析と同様に，使用する固定相にあらかじめ保持されるかどうかの確認が必要である．

□さらに，試料溶液の液性（pH，塩濃度など）の違いによる目的薬毒物，夾雑物の溶出がどのように変化するかもあらかじめ確認する必要がある．

質量分析を用いた薬毒物の定量[5]

□定量分析とは，生体試料中に目的薬毒物としてどのくらいの濃度が含まれているかを調べることである．

□また生体試料中には数多くの生体成分などの夾雑物が含まれることより，質量分析においてイオン化が妨害されることもある．

□生体試料中の目的薬毒物が微量である場合もある．それゆえに，定量分析には高感度および選択性が求められる．

□この目的に適合する機器分析として，GC/MSやLC/MSが通常使用されている．GC/MSはこれま

で薬毒物分析に最もよく利用され，汎用されてきたが，この装置の原理上から難揮発性化合物や高極性化合物の分析には誘導体作成の必要があり，操作が煩雑となりやすい短所をもっている．

□一方，LC/MS は GC/MS で測定困難な化合物にも有用である．

□したがって，質量分析を用いた定量法に，最近は ESI イオン源を用いた LC/MS/MS の使用が薬毒物分析の主流となっている．以下に質量分析を用いた定量分析法の流れを示す．

(1)クロマトグラム上の薬毒物ピークの分離および保持時間の確認

□定量分析を実施するためには，GC/MS や LC/MS/MS のクロマトグラム上にピークとして出現する目的薬毒物のピークが出現する保持時間をまず確認しておく必要がある．

□また GC/MS では目的薬毒物のピークを確認するために，薬毒物の化学構造上から誘導体作成を必要とする場合がある．保持時間は使用するカラムや温度・移動相により異なるので，目的薬毒物分析にはあらかじめ選択が必要となる．

□ GC/MS においては使用するキャピラリーカラムおよび分析温度の選択，LC/MS/MS においては使用する HPLC カラムおよび移動相の選択が重要となる．

(2)目的薬毒物のモニターイオン(m/z)の選定

□続いて選択的かつ高感度な定量分析を行うためには，目的薬毒物のモニターイオン(m/z)の選定が必要となる．

□選定するイオン(m/z)は，定量法として使用する SIM 法(選択イオンモニタリング)や SRM 法(選択反応モニタリング)により異なってくる．

□ SIM 法は質量分析計で用いられ，SRM 法は MS/MS で用いられる．

□ SIM 法では通常，イオン強度の高いイオン(m/z)が選択される．SRM 法では，最初の質量分析部で得られるイオン強度の高いイオン(m/z)をプリカーサーイオンとして選択し，2 番目の質量分析部で衝突ガスと反応して得られるプロダクトイオンを選択し，これらの組み合わせを用いて定量に用いられる．

□ SIM 法に比べて，SRM 法はより高感度で選択的な定量が可能な方法である．

(3)検量線の作成と試料中薬毒物の濃度計算

□さらに目的薬毒物の標準溶液(既知濃度)を準備し，分析濃度とピークの大きさ(面積または高さ)との関係を表すグラフ(検量線)を作成する．

□この検量線作成には，絶対検量線法と内部標準法がある．

□絶対検量線法は同一分析条件で測定した場合，クロマトグラム上の目的薬毒物のピーク面積(ピーク高さ)は注入試料中の目的薬毒物含量に比例することを利用している．

□通常，目的薬毒物の標準溶液の数段階濃度を調製し，質量分析計に一定量注入する．記録されたクロマトグラム上のピーク面積(ピーク高さ)を算出する．横軸に目的薬毒物の標準溶液濃度を，縦軸にピーク面積(ピーク高さ)をプロットし検量線を作成する．

□次に内部標準法は標準溶液と未知濃度試料に内部標準物質とよばれるものを一定量添加し，検量線の横軸に目的薬毒物濃度ではなく，内部標準物質と目的薬毒物の濃度比をとり，縦軸にピーク面積(ピーク高さ)の目的薬毒物/内部標準物質の比をとり，検量線を作成する．

□未知濃度試料の内部標準物質に対するピーク面積(ピーク高さ)比を求め，検量線から濃度比を求め，目的薬物濃度を計算する．

□この方法の特徴として，質量分析計に試料注入量の変動などを補正できる．GC/MS では LC/MS に比べ，注入量 1 μL と少量であることから注入ごとの変動がみられる．したがって，GC/MS では通常内部標準法が使用される．

□また，内部標準物質には分析対象生体試料中に含まれていないもので，化学構造も類似し夾雑成分ピークと完全に分離でき，目的薬毒物ピークに近い保持時間を有するものが最適である．

□この条件に該当する内部標準物質として，もし入手可能であるなら目的薬毒物の重水素標識体の利用を推奨する．

薬毒物分析の応用例

(1)抗 Parkinson 病薬カベルゴリン(Cabergoline)の血中濃度測定[6]

□抗 Parkinson 病薬カベルゴリンの血中濃度測定はこれまでラジオイムノアッセイ(RIA)法が用いられてきた．

□しかし，主要な代謝物である脱メチル代謝物が交差反応を示すことから，正確な血中濃度を得ることができなかったが，この LC/MS/MS 法により有効な血中濃度測定が可能となった．

【方　法】

　血漿試料に，アセトニトリル・20 mM ギ酸アンモニウム水溶液混合液(90：10，v/v)と内部標準溶液(D_2標識カベルゴリン 1 ng/mL アセトニトリル溶液)を加え混和する．混和後，この液を 10,000×g で 10 分間遠心分離後，上清 30 μL を LC/MS/MS システム(正イオンモード ESI イオン源)に注入する．

【LC/MS/MS 測定条件】

LC/MS/MS 装置：液体クロマトグラフィータンデム四重極型質量分析計 Quattro Ultima(Waters Co.)，正イオンモード ESI イオン源

HPLC カラム：COSMOSIL 5C8-MS(2 mm i.d.×150 mm，5 μm，NACALAI Tesque Inc.)

移動相：アセトニトリル：20 mM ギ酸アンモニウム水溶液(20：80，v/v)

流　量：0.2 mL/分，カラム温度：40℃，定量：MRM 法による内部標準法

使用した測定イオン(m/z)：

　　　　カベルゴリン：プリカーサーイオン　m/z 452，プロダクトイオン　m/z 381

　　　　内　部　標　準：プリカーサーイオン　m/z 456，プロダクトイオン　m/z 385

【結　果】

　血漿中カベルゴリンの抽出として，最初有機溶媒による液・液抽出を用いたが，抽出率が約 52% と悪く，結果として「方法」に記したアセトニトリル：20 mM ギ酸アンモニウム水溶液(90：10，v/v)による除タンパク抽出法を用いた．また内部標準物質として重水素標識カベルゴリンを用いて MRM 法による定量を検討した．カベルゴリン濃度 5-250 pg/mL の範囲で良好な直線性を示した．

　カベルゴリンの LC/MS/MS によるプロダクトイオンスペクトルおよびカベルゴリン標準化合物およびカベルゴリン服用患者血漿抽出物の SRM クロマトグラムを図 2，図 3 に示した．また，カベルゴリン服用後の患者血漿を用いて，この方法の再現性を表 1 に示した．その結果，LC/MS/MS 法を用いたカベルゴリン検出限界は約 2 pg/mL に相当し，また血漿中カベルゴリン濃度測定値の再現性を示す CV 値は 3.8%〜10.5% と非常に良好であった．

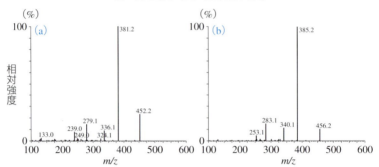

図2 カベルゴリン(a)と重水素標識カベルゴリン(内部標準物質)(b)の[M＋H]⁺イオンのLC/MS/MSによるプロダクトイオンスペクトル

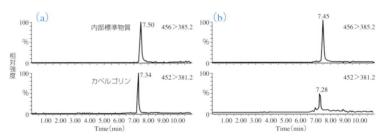

図3 標準試料(a)とヒト血漿試料(b)のLC/MS/MSによるMRMクロマトグラム．標準試料(a)は125 pg/mL，患者の血漿試料(b)は15.5 pg/mL

表1 LC/MS/MSによるヒト血漿中のカベルゴリンの濃度の日内および日間の変動係数

患者	血漿濃度 (pg/mL)	変動係数(C.V.%)	
		日内 ($n=5$)	日間 ($n=2$, 4days)
K(female, 63)	19.5±1.7	8.7	9.1
S(female, 58)	26.2±1.0	3.8	6.4
Y(male, 59)	13.8±0.7	5.1	10.5
N(female, 41)	17.5±1.4	8.0	9.8

血漿試料はカベルゴリン0.5 mg服用後1時間のものを用いた．血漿濃度は5回測定の平均±SDを示す．

（2）生体試料中催涙剤成分カプサイシンの分析[7]

□催涙スプレーは護身用として販売されているが，これを悪用した強盗事件，傷害事件も時々発生し，人体への影響について検討されている．催涙スプレーの主成分であるカプサイシンの生体試料分析については，GC，GC/MS，HPLC などによる種々なる分析法が報告されている．しかし，カプサイシンの代謝物まで分析した報告が見当たらない．そこで LC/MS を用いて，カプサイシンおよび関連代謝物バニリルアミンの分析を検討した．

【方　法】

ラットにカプサイシン溶液を腹腔内投与（2 mg/kg）し，得られた血漿および尿を分析試料として用いた．生体試料からカプサイシンおよび代謝物バニリルアミンの抽出に固相抽出を用いた．カプサイシンの溶出にメタノールを，代謝物バニリルアミンの溶出には 5% アンモニア/メタノールを用いた．溶出液を濃縮後，残渣に 5% 酢酸/メタノールを加えて再溶解し，これを LC/MS システムに注入した．

【LC/MS 測定条件】

装　置：シングル四重極型質量分析計 Micromass ZMD（Waters Co.），正イオンモード ESI イオン源

HPLC カラム：L-カラム ODS（2.1 i.d.×150 mm，5 μm，化学物質評価機構）

移　動　相：2% 酢酸水溶液：アセトニトリル（20：80，v/v）

流量：0.2 mL/分，カラム温度：40℃，定量：SIM 法による絶対検量線法

【結　果】

図4 にカプサイシンおよび代謝物バニリルアミンの ESI-MS スペクトルを示した．カプサイシンの定量に m/z 306 $[M+H]^+$ イオンを，代謝物バニリルアミンの定量に m/z 154 $[M+H]^+$ イオンを用いて SIM 法による絶対検量線法を用いた．いずれの化合物も 0.5〜1,000 ng/mL の範囲で良好な直線性を示した．生体試料からカプサイシンおよび代謝物バニリルアミンの抽出に 3 種類の固相を用いて検討した．固相からの回収率を表2 に示した．回収率はカプサイシンの場合で 63.5〜84.3%，代謝物バニリルアミンの場合で 60.3〜83.8% であった．用いた固相 Oasis HLB，Oasis MCX，Bond Elute Certify の中で，Bond Elute Certify が最もよい回収率を示した．次に固相として Bond Elute Certify を用いて，ラット血漿試料および尿試料からカプサイシンおよび代謝物バニリルアミンの抽出を試み，LC/MS 分析を行った．図5 に得られた抽出試料の SIM クロマトグラムを示した．妨害となるピークも見られない良好なクロマトグラムである．また表3 に示すように，カプサイシンおよび代謝物バニリルアミンの添加試料を用いて，この方法の再現性を調べた．その結果は，回収率および精度の面においても良好であった．カプサイシン 2 mg/kg 投与後 15 時間の血漿試料および尿試料のカプサイシン濃度は，それぞれ 0.1 ng/mL，0.3 ng/mL であった．また代謝物バニリルアミン濃度は，それぞれ 0.1 ng/mL，3.1 ng/mL であった．

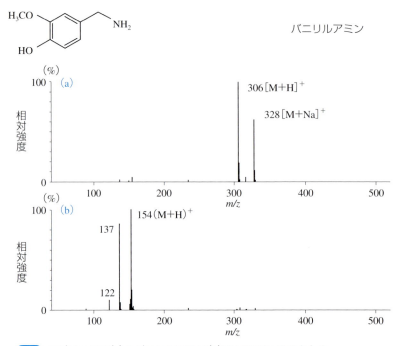

図4 カプサイシン(a)とバニリルアミン(b)の ESI マススペクトル

表2 添加された生体試料からの3種の固相抽出カートリッジを用いたカプサイシンとバニリルアミンの回収率(%)

固 相	血 漿		尿	
	カプサイシン	バニリルアミン	カプサイシン	バニリルアミン
Oasis® HLB	68.4±4.2	61.8±5.3	75.4±7.7	64.2±4.9
Oasis® MCX	63.5±3.7	60.3±5.8	79.3±6.2	65.3±8.9
BondElut® Certify	73.4±4.6	75.2±4.9	84.3±4.6	83.8±4.1

カプサイシンとバニリルアミンは,正常ラットの血漿と尿に 1 μg/mL 濃度で添加された.データは5回の測定の平均±SD で表わす.

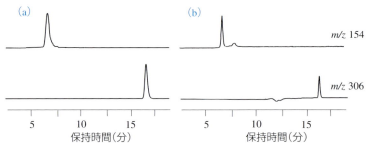

図5 カプサイシンとバニリルアミンの標品(a)とカプサイシンを腹腔内投与したラット尿中からの固相抽出物(b)の SIM クロマトグラム

表3 ラット尿中に添加したカプサイシンとバニリルアミンの測定の変動係数

化合物	添加濃度 (μg/mL)	検出濃度 (μg/mL)	C. V.(%)
カプサイシン	0.1	0.074±0.006	8.1
	1.0	0.84±0.04	4.8
バニリルアミン	0.1	0.065±0.006	9.2
	1.0	0.83±0.07	8.4

データは5回の測定の平均±SDで表す.

◉文献

1) 上田和広，他：LC-MS/MS による生体試料中薬物濃度測定．J Mass Spectrom Soc Jpn **64**：87-91，2016
2) 奈女良　昭，他：抽出法．*In*．薬毒物分析実践ハンドブック（鈴木　修・他 編）．じほう，22-28，2002
3) 佐々木俊哉：環境分析における LC-MS/MS と固相抽出カラムの利用．*Chromatography* **33**：85-96，2012
4) Anastassiades M, et al.：Fast and easy multiresidue method employng acetonitrile extraction/partitioning and dispersive solid-phase extraction for the determination of pesticides residues in produce. *J AOAC International* **86**：412-431, 2003
5) 五十嵐一雄：薬物治療モニタリングと質量分析．*In*．医用質量分析ガイドブック（丹羽利充・他 編）．診断と治療社，146-151，2013
6) Igarashi K, et al.：Determination of cabergoline and L-dopa in human plasma using liquid chromatography-tandem mass spectrometry. *J Chromatogr B* **792**：55-61, 2003
7) Noami K, et al.：Determination of capsaicin and its hydrolyzed metabolite vanillylamine in body fluids by liquid chromatography-mass spectrometry combined with solid-phase extraction. *Jpn J Forensic Toxicol* **22**：33-37, 2004

Column　　違法薬物摂取歴の有力な手がかりとは

　近年，大麻・覚醒剤など違法薬物の乱用や薬物を悪用した性犯罪などが少しずつ増加し，社会的に大きな問題となっている．とくにスポーツ選手や芸能人による乱用薬物の摂取により警察に逮捕されるというニュースが，テレビや新聞などで取り上げられ，われわれはその話題に注目することがある．被疑者となった彼らは，証拠物件が見いだされなければ必ずその容疑を否定する．では，警察はその容疑の立証はどのように進めるのか，これについて第三者からみて非常に興味ある案件である．

　違法薬物の摂取証明には，通常生体試料である血液や尿が用いられる．しかし，最後に摂取してから長時間経過している場合，これらの生体試料からの摂取証明は困難となるケースが多い．一方，毛髪試料は違法薬物の摂取歴を示す情報を与えてくれる．大人の頭髪伸長速度は1か月平均1センチといわれていることより，数か月から数年の長期にわたる違法薬物の摂取歴に関する情報を得ることができる．最近の分析機器の発展は，とくに MALDI-TOF-MS により1本の毛髪から違法薬物の摂取歴を証明できる時代となっている．

　ということで，違法薬物の摂取した事実は消えないということになる．

（五十嵐一雄）

Part.2 応用編

6 プロテオミクス

池川雅哉

到達目標

- 二次元電気泳動法によるプロテオミクスについて説明できる
- 質量分析によるタンパク質の同定について説明できる
- ショットガンプロテオミクス，プロテオミック・プロファイリングについて説明できる
- イメージング質量分析を用いた組織プロテオミクスについて説明できる

プロテオミクスの発展

□プロテオミクスは，質量分析技術とバイオインフォマティクスなどの周辺技術の発達によって近年大きく発展している．その応用である疾患バイオマーカー研究は，トランスレーショナルリサーチに注目の集まる今日，大いに期待されている．

□タンパク質の同定は，細胞・組織などから抽出したタンパク質を二次元電気泳動ゲルにて展開し，ゲルから切り出した試料をマトリックス支援レーザー脱離イオン化飛行時間型質量分析計（MALDI-TOF-MS）によって同定する．また多次元LCとTOF-MS/MSを結びつけてタンパク質同定を網羅的に行うショットガンアプローチは画期的な方法である．

□質量分析の検出力が上がると同時に，調整する細胞数を減らし，少量のサンプルから解析することも可能となった．これまでプロテオミクスは難易度の高い分野であったが，近年では組織から直接イメージングを行うイメージング質量分析（imaging mass spectrometry：IMS）は，抗体を用いた免疫染色にも劣らない新たな病理学のツールとしての注目を集めている．

二次元電気泳動法によるプロテオミクス

□様々な時点でプロテオームに存在するタンパク質のリストは不可欠である．脳細胞にはどのようなタンパク質が含まれているだろうか，肝臓細胞や筋肉についてはどうだろうか，さらに大腸菌や酵母細胞ではどうだろう．細胞周期の各段階で，プロテオミクスが重大な影響を与えるのであれば，これらの疑問は解決する必要がある．この分野におけるこうした研究の主要目的は，ある時点での細胞内タンパク質を各々同定し定量化することである．すなわち，プロテオームを定義すること．

最近まで，プロテオームを定義するための最も優れた方法は，二次元電気泳動であった．

□1970年代半ば以来，二次元電気泳動法はプロテオミクスに大きく貢献した．二次元電気泳動法は，等電点(一次元目)と分子量(二次元目)に基づいてタンパク質を分離する．

□あらゆる分子と同じように各タンパク質の純電荷は，周辺の環境のpHに左右される．pHが変化すると，純電荷も変化する．タンパク質の純電荷がゼロでタンパク質の運動が停止すれば，局所環境のpHは，等電点に相当するであろう．

□タンパク質の等電点は，そのアミノ酸配列に左右される．そのために電荷に基づいてタンパク質の混合物を分離できる．タンパク質は，等電点によっていったん分類されると，ポリアクリルアミド電気泳動(sodium lauryl surface polyacrylamide gel electrophoresis：SDS-PAGE)を使用して2番目のゲルに配置され，分子量によって分離される．最終生成物は，複雑なプロテオームにおけるタンパク質を各々定義するパターンのスポットとスメアである．

□残念なことに，この方法では十分に分離されないタンパク質もあるので，そのようなタンパク質は検出されないことがよくある．とくに塩基性の強いタンパク質，微小なペプチド，可溶化が難しいタンパク質が二次元ゲルでは検出されないことがある．

□二次元ゲルは多くのタンパク質を分離するが，この方法の限界にプロテオームの定義を試みる研究者たちは，いらだつ．標本作製は，非常に重要で，どのプロテオームを研究したいかによって大いに左右される．

□たとえば，脳実質からタンパク質を抽出するには，特別な分画法を試す必要がある．また，中間期のクロマチン構造を決定するプロテオームとは何かという問いかけを大量のリンパ球の培養を行い，念入りな細胞分画法の末，細胞機能と結びつくような未知のタンパク質をリスト化した優れた研究がある．彼らは各スポットをゲルから取り出し，MALDI-MS/MSを使ってタンパク質を同定した[1]．

□この方法では簡単に分離できないタンパク質もある．最も厄介な問題は，次の3つである．
・スポットの検出
・各スポットの定量化
・各スポットの識別

□これらを克服するため，いくつかの新しい技術が報告されている．すなわち，スポットの検出のためのウエスタンブロッティング，クマシー染色，蛍光色素，各スポットの定量化のための蛍光色素，各スポットの識別のためのフィンガープリント(図1)などである．

質量分析によるタンパク質の同定

□生命科学における質量分析には2つのおもな要素がある．1つは，タンパク質がすべて，m/zに基づいて分類できること，もう1つは，タンパク質がペプチド断片に分割され，各タンパク質の同定が容易になることである．

□各タンパク質の同定に必要な4つのステップを考察する．(2)と(4)では別々の質量分析計が使用されるので，プロセス全体をタンデム質量分析(MS/MS)とよぶ．

(1)イオン化

□タンパク質の標本を，タンパク質をイオン化する装置に注入する．MALDIとエレクトロスプレーイ

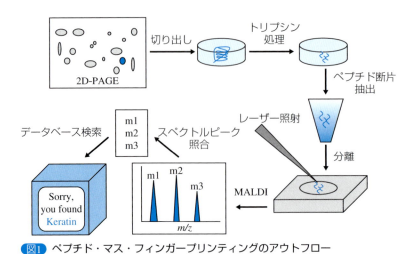

図1 ペプチド・マス・フィンガープリンティングのアウトフロー

オン化(ESI)という2つの方法がよく利用される.

□これらの方法はともに，イオン化したタンパク質の混合物を照射し，エネルギーを吸収するとタンパク質がイオン化される．そして，質量分析計に送られる．ESIでは，タンパク質を含む溶媒に強い電荷が加えられ，溶媒が蒸発し，タンパク質がイオン化される．MALDIにおいてもESIにおいても，イオン化したタンパク質は質量分析計に入る．

(2) 分離

□タンパク質はいったんイオン化されると，m/zを測定する必要がある．イオン化されたタンパク質がそれぞれ検出器に移動するのに要した時間が計測される．このタイミングによって，m/zが決定される．

□m/zの検出技術は急速に進んでいるが，詳細にこだわる必要はない．各タンパク質のm/zがいったん測定されると，コンピュータによって，1つの標本からm/zによって定義される同一のタンパク質が選別され，衝突室に送られる．このプロセスは自動化されているので，m/zが異なるタンパク質が，次から次へとすばやく衝突室に送られる．

(3) 衝突誘起解離(CID)

□タンパク質をm/zによって選別してから，小さな断片に分割する必要がある．これはタンパク質をおのおの，アルゴンを充填した衝突室に送ることによって行われる．

□この不活性ガスはイオン化したタンパク質と衝突し，ガスの振動エネルギーによってタンパク質を2個の断片に分割する．

□このタンパク質の各断片には，もとのタンパク質のアミノ基(標識b)とカルボキシル基(標識y)の部分がそれぞれ含まれており，この各断片によって電荷が運ばれると考えられる．同じタンパク質のグループの分割は複数の場所で起こっているので，ペプチド断片の組み合わせがいくつも生成されるであろう．

□タンパク質はどこでも分割できるので，タンパク質が大きければ，生成されるペプチドの断片の組合わせは多くなる．

(4) 質量決定

□2つの直列の質量分析計がある．これはその2番目の質量分析計であり，タンデム質量分析(MS/

MS）という用語の由来となっている.

□最終ステップは，イオン化したタンパク質断片の混合物に関する m/z を測定することである．タンパク質の集団にはそれぞれ断片の対が複数あると考えられるので，2番目の質量分析計の結果に混乱することもある.

□ただし，コンピュータがデータベース内の既知の全タンパク質を照会してペプチドの対のスペクトルと適合するスペクトルがないか比較を行う．最も適合するスペクトルによって，最初のタンパク質が同定される．1個の複雑な標本において，数百個のタンパク質が同定できるように，このプロセスは短時間に（数秒以内に）繰り返される.

タンパク質複合体の解析

□プロテオームの理解には，単なるタンパク質の機能のリストではなく，細胞内における各タンパク質の相互作用も必要である.

□タンパク質は，単独ではめったに作用しない．その高次構造を変化させるためには，パートナーを必要とするタンパク質がほとんどである．タンパク質が活性化される必要があるなら，そのタンパク質はほかのタンパク質と結合する必要がある.

□Aebersold 博士らは，このようなタンパク質複合体解析の重要性に着目しブルーネイティブ PAGE ゲルを用いた細胞内巨大分子を構成している多重タンパク質複合体の解析技法の基本的方法の開発に取り組み，さまざまな研究分野における分子間相互作用の解析に応用発展させた[2].

□また質量分析を用いて細胞内巨大分子の解析においては，Carol Robinson 博士らの一連のすばらしい研究成果があげられる[3]．近年のインタクト質量分析研究もこの流れを汲んだ解析分野である[3].

□どのようなタンパク質が存在するのか，それぞれのタンパク質はどのように機能して，どのパートナーと相互作用するのかが複合体のテーマであった.

□しかし，プロテオームを完全に理解するには重要な問題がまだ残っている.

・タンパク質はおのおのどのくらい存在するのか

・定量的プロテオーム，リン酸化などのタンパク質の修飾を測定できるか

・翻訳後修飾の解析

□この分野における進展も著しい．両テーマにおける最新のすばらしい研究成果を以下に紹介する[4].

ショットガンプロテオミクス

□今世紀に入り Yates 博士らは，生体中のタンパク質を一挙に網羅的に同定できる画期的な手法として「ショットガン」分析法を開発した[5].

□生体試料をトリプシンなどの酵素消化を行ったのち切断されたペプチドの質量を LC/MS で測定し様々な組織や器官中の多数のタンパク質を解析対象とすることが可能となった[4]．たとえば，Mann 博士らは，このショットガン解析の手法を用いて腎臓の糸球体や膵臓のランゲルハンス島に特化した，いわゆるミニオーガンプロテオミクスのデータベースを公開し，ともに疾患病理の最も反映される部位のプロテオミクスについて 10^3 オーダーのタンパク質リストを公開した[6].

□また，試料中にあまりにも多くのタンパク質が共存している場合，スキャン速度などの問題でタン

Part.2 応用編

パク質の同定率が伸びないことに対して，Aebersold 博士らは，SWATH（sequential window acquisition of all theoretical fragment ion spectra）という方法を開発し，多くの応用例の報告がなされている．Mann 博士は，さらにイオンモビリティの手法を組み合わせ，さらに短時間で網羅的なプロテオミクス解析システムの開発を行った．

バイオインフォマテイクス

☐プロテオーム全体の相互作用を理解することは可能か．いまでは，プロテオームは，遺伝子より多くのタンパク質を有するとても複雑なネットワークであり，各々の相互作用に関する機能上の役割の理解を助ける有益な方法が多数ある．

☐目標は，この情報をすべてタンパク質の集積回路図に統合することである．多くの役立つプロテオミクス情報が依然として発表されたゲノム配列の中に隠れたままである．ゲノムの in silico 分析によって，合理的なモデルが製作される．

☐そのモデルは，研究室において検査できるが，ある種の単一遺伝子ともう 1 つの種の複数の遺伝子によってコードされたタンパク質に限定される．確かに，これらの基準に適さないタンパク質の相互作用が存在するに違いない．したがって，そのような相互作用を計測する方法もまた必要である．配列分析は，不十分なので，より直接的なハイスループット法が必要である[4]．

☐ショットガンプロテオミクスとよばれる解析方法によって，膨大な量の同定されたタンパク質がリスト化された後，これをどのように解釈すればいいだろうか？　最近，プロテオミクスの分野においても遺伝子オントロジー（gene ontology：GO）とよばれるゲノムグループのコンソーシアムによって提案された分類方法を当てはめることが提唱され始めた．GO コンソーシアムは，その協同研究において，「機能」という言葉の意味を，次のように厳密に分類した．

・生物学的プロセス：なぜそのように行動するのか

・分子機能：どのような種類の分子か

・細胞構成成分：細胞のどこに局在するのか

☐これによって，健常と異常サンプルにおいて2群間で量的な差の認められたタンパク質を特定して，1 個 1 個の候補タンパク質を，ELISA やウエスタンブロット法などの方法でしていく，という従来の方法から，一歩進んで，その病気の進行の結果，タンパク質レベルの差が認められる分子群が，はたしてどのような機能を担っている分子群であるか，についての機能的プロテオームが得られる．この手法を応用するための，様々なソフトの開発が試みられており，データベースそのものの更新も盛んに行われている状況である．

プロテオミック・プロファイリング法

☐血清プロテオームを対象としたバイオマーカー探索における問題点は，とくに様々な疾患や状態ごとに議論されてきた．タンパク質の存在比の問題，定量的な評価の必要性などである．また，疾患ごとに，血清あるいは血漿に反映される病態や組織特異性の問題などである．これを克服するために，様々なアプローチが行われている．

☐たとえば，あらかじめアルブミンやイムノグロブリンを除去してから濃縮したサンプルを解析する

などである．最近，このような複雑な体液組織からバイオマーカー探索を行う目的で開発されたマグネットビーズを組み合わせた MALDI-TOF-MS 法（ClinProt）がある．この手法は，SELDI（surface-enhanced laser desorption/ionization）法というタンパクチップ法と概念を一にしたバイオマーカー・パターン解析法に，さらに改良を加えた手法である．

□最新のプロテオミクス解析手法（ClinProt）は，対象とする分子群の修飾状況（糖鎖付加，リン酸化）によって選別することも可能である．この手法を用いて血液，涙液，脳脊髄液などを対象とした臨床プロテオーム解析の報告がある[7]．

□神経難病である多発性硬化症および類縁疾患は，中枢神経系を主座とする炎症性の自己免疫疾患と考えられている．これらの疾患においては，類似した臨床経過であっても，病態が異なることがある．治療反応性も異なり，多発性硬化症に有効なインターフェロン β 製剤が，類縁疾患の1つである視神経脊髄炎（neuromyelitis optica：NMO）では，有害に働く場合があることが報告されている．

□わが国において，多発性硬化症とされてきた患者の一部に，NMO の病態に強く関与するバイオマーカーである抗アクアポリン-4（AQP4）抗体が存在することが明らかになった．抗 AQP4 抗体陽性であれば，NMO の診断基準を満たさなくても共通の病態が存在すると推察されるようになっており，抗 AQP4 抗体の有無は治療方針の決定に非常に重要であるが，神経内科専門医においても，臨床所見，現状の検査所見のみでは，鑑別が難しく治療方針に苦慮する場合がある．

□MALDI-TOF とマグネットビーズを組み合わせた ClinProt を用いて，多発性硬化症関連疾患を鑑別しうるような，疾患バイオマーカーの探索を試みた．

□解析対象の患者は多発性硬化症，抗 AQP4 自己抗体陽性 NMO（SP-NMO），抗体陰性 NMO（SN-NMO），一次進行型多発性硬化症（PPMS），筋萎縮性側索硬化症（ALS），ほかの炎症性神経疾患（OIND）群を含む 107 例．

□ほんの 5 μL の脳脊髄液を磁性ビーズと共存させ，マグネットに付着したビーズの表面を洗浄し，ビーズ表面に付着したタンパク質やペプチドを精製，溶出し，質量分析計を用いて解析を行った．その結果，SP-NMO 群は，とくに再発期に，多発性硬化症群と 90% 以上の確率で鑑別が可能であった．

□得られたピークのうち，いくつかは，多発性硬化症群から SP-NMO 群を，鑑別スコア 0.95 以上の確率で群別することができた．

□さらに再現，追加解析として，各種疾患群を含む 84 例の患者の脳脊髄液に対し同様の解析を行った．その結果，最初に得られた解析結果をほぼ再現し，解析法によっては，再発期の SP-NMO 群は，多発性硬化症群とより信頼度の高い確率で鑑別できることが確認された．

□また，SN-NMO 群についてはその病態の多様性が示唆された．さらに，パターンマッチング法という新しい統計手法を応用することにより，質量分析によって得られた各疾患群のスペクトラムから疾患の樹形図を作成した結果，PPMS 群の脳脊髄液プロテオミクスパターンは，変性疾患である ALS により近い結果となった．

□本研究の結果から，脳脊髄液プロテオミクスパターン解析は，多発性硬化症と NMO の鑑別に有効であることや，脳脊髄液プロテオミクスパターンから神経疾患の診断パネルを構築できる可能性が示唆された．本研究結果をもとに，多発性硬化症関連疾患をより鋭敏に，より正確に診断し，治療への反応性なども含めた治療方針決定に役立つものと考えられる[8]．

イメージング質量分析（IMS）を用いた組織プロテオミクス

- Caprioli 博士らによって提唱され，現在も発展・進化を遂げているイメージング質量分析法は，新たな臨床病理学解析手法としておおいに期待されている[7]．
- IMS 法は，組織切片上に存在する物質を直接 MALDI-MS で検出し，それぞれの物質の切片上での位置情報と従来の組織・病理学情報との比較を行う方法である．
- タンパク質を対象分子とした IMS は，難易度も高く，研究報告も少ない一方，脳タンパク質の病態への関与を調べる研究に非常に有望である．これまでわれわれは，MALDI-IMS を用い，アルツハイマー病（Alzheimer's disease：AD）モデルマウスの APP23 マウス脳におけるアミロイド（A）βペプチド群の詳細な分布の描出に成功している．
- さらにヒト脳を対象として Aβ ペプチドをはじめとする脳タンパク質の局在に関する情報を得るための MALDI-IMS 法を確立し，高齢者ブレインバンクとの共同研究により AD およびコントロールのヒト非病理脳を対象に程度の異なる脳アミロイド血管症（cerebral amyloid angiopathy：CAA）症例の Aβ ペプチドの描出に成功した[8]．その結果，Aβ ペプチドの C 端の変化により生じる Aβ ペプチド群の詳細なヒト脳での局在があきらかとなり，さらに空間分解能を 100 μm から 20 μm 程度まで改善することにも成功した．
- この解像度の向上によって Aβ ペプチドの沈着による CAA は，おもに髄膜や皮質表層の動脈，脳実質の小動脈に認められ，これらの血管に認められるのは Aβ 1-42 よりも短い Aβ ペプチド群が主体であること，一方，脳実質の老人斑での Aβ ペプチドの沈着は Aβ 1-42（1-43）がおもであることを明らかにした．
- さらに，この結果は，C 端の変化により生じる Aβ ペプチド群に対する各抗体を用いた免疫組織化学においてもまったく同様の傾向を見出し検証された（図2）．

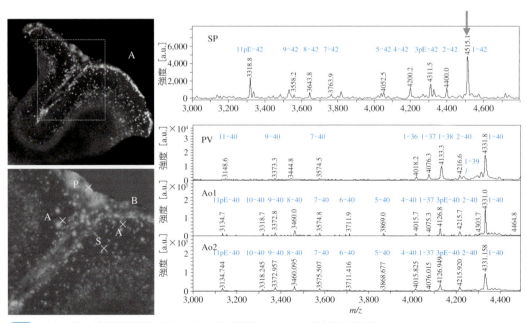

図2 イメージング質量分析法を用いたヒト脳に蓄積した Aβ ペプチドの可視化

□このように，IMS法により取得されたデータの中には，抗体だけでは特定できなかったペプチド断片の局在情報をシングルピークレベルの解析により取得できるだけでなく，解析対象のエリアを選定し，取得データから自動的にセグメンテーションの計算を行い，脳神経組織のプロテオミック・ランドスケープを可視化する手法など非常に有望である．

□また，この手法を用いれば一般的なHE染色では，鑑別できなかった脳病理の生化学的変化を組織プロテオームレベルでとらえることが可能となり，超早期診断マーカーの発見へとつなぐことも可能となってくる．

□さらに，このIMS法をホルマリン固定パラフィン包埋試料を対象とした腎臓や心臓のバイオプシーサンプルを対象に10^3オーダーのタンパク質の同定と局在についての統合的な解析方法の試みなど，診断のつかなかったアミロイドーシスのタイピングなどが可能となる研究が報告され，さらなる発展が期待される．

◉文献

1) Uchiyama S, et al.：Proteome analysis of human metaphase chromosomes. *J Biol Chem* **280**：16994-17004, 2005

2) Margarita M, et al.：Two-dimensional Blue native/SDS gel electrophoresis of multi-protein complexes from whole cellular lysates. a proteomics approach *Mol Cell Proteomics* **3**：176-182, 2004

3) Laganowsky A, et al.：Mass Spectrometry of Intact Membrane Protein Complexes. *Nat Protoc* **8**：639-651, 2013

4) 池川雅哉：プロテオームを理解する．京都府立医科大学雑誌　**118**：569-580, 2009

5) Zhang Y, et al.：Protein Analysis by Shotgun/Bottom-up Proteomics. *Chem Rev* **113**：2343-2394, 2013

6) Waanders LF, et al.：Quantitative proteomic analysis of single pancreatic islets. *PNAS* **106**：18902-18907, 2009

7) 池川雅哉：イメージング質量分析法を用いた多発性硬化症のバイオマーカー探索．BIO Clinica **34**：96-100, 2019

8) Kakuda N, et al.：Distinct deposition of amyloid-β species in brains with Alzheimer's disease pathology visualized with MALDI imaging mass spectrometry. *Acta Neuropathologica Comm* **5**：73, 2017

Part.2 応用編

メタボロミクス

久原とみ子

到達目標

○ メタボロームとメタボロミクス，先天性代謝異常症（IEM）について説明できる

○ GC/MS を用いる有機酸分析とメタボロミクスの試料調製の違いについて説明できる

○ GC/MS を臨床検査に用いて起こりうるおもな問題について説明できる

人類がメタボロミクスの成果を最初に享受できるのが先天性代謝異常症（inborn error of metabolism：IEM）分野といわれる

(1)メタボロームとメタボロミクス

□ 代謝物は化学的に有機酸，アミノ酸，プリン，糖，アシルカルニチンなどのクラスに分類される．歴史的に 1 つの代謝物を測ることから始まり，次いで，2，3 を測る，さらに，1 つのクラス（アミノ酸分析や有機酸分析），次にアミノ酸とアシルカルニチンのように同時に 2 種類のクラスから，ついに代謝物総体（メタボローム）という概念が生じ，その解析学としてメタボロミクスという用語が誕生するまでに発展した．

□ 遺伝子の総体，タンパク質の総体に対応するゲノム解析，プロテオーム解析にメタボローム解析が加わり，21 世紀はオミクス（omics）の世紀とよばれる[1]．なお，メタボロームは少なくともアミノ酸，有機酸，高極性有機酸，糖，糖酸，糖アルコール，プリン類，ピリミジン類などを含む多種クラスから構成される（図1）.

(2)IEM とメタボロミクス

□ 今世紀，メタボロミクスは微生物からヒト，創薬から診断までと様々な分野の研究ツールとして期待されている．しかし，人類がメタボロミクスの成果を最初に享受できるのが IEM 分野といわれる[2,3]．なぜなら当分野こそ古くから代謝物（有機酸・アミノ酸・プリン・ピリミジン・糖・極性有機酸など）と代謝経路，タンパク質・酵素，さらには DNA 等の連結情報を最も多く蓄積し，その情報の質も世界中で検証されてきたからである．

□ この連結情報を生かしメタボロミクスで攻略すれば，従来，診断に手間取り，診断時には予後不良と判定されてきた IEM の領域で，非侵襲的で迅速で高精度の診断がなされるからである．IEM の特

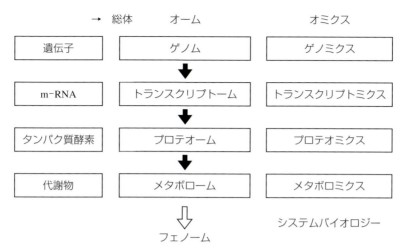

図1 オミクスカスケード

　代謝物は表現型を規定するが，それ以前から遺伝子異常を反映している．代謝物の制御から疾病の予防や軽減ができる．歴史的には遺伝情報の流れと逆の順に研究が進んだが，医療現場ではいまでも，あるいはいまこそ代謝物から疾患を予測するのが効率的・実際的である．

　たとえば，40以上の疾患が高アンモニア血症をきたすものの，一般検査や臨床像からは原因となる疾患はわからない．どのクラスの代謝物を先に調べればいいか予測がつかない．メタボロミクスを用いることで迅速な診断が可能となり，患者やその家族，それを支える国民の負担を軽減できる．

1) フェノーム：患者は発症前で無症状か，痙攣と見なされ，抗痙攣剤を服用している．あるいは様々な症状を呈し，対症療法を受けている．高アンモニア血症が認められ，中には高アンモニア血症による意識障害がある．
2) メタボローム：疾患ごとにバイオマーカーが存在する．メタボロームは高い視点から全体を見渡すがごとくに責任遺伝子の異常を反映する．遺伝子内の位置や変異の種類は特定しないが，機能異常をもたらす変異は未知・既知を問わず，頻度の高低を問わず反映する．OTC locusだけで200以上の変異が報告されているが，すべてスクリーニングするといえる．
3) 酵素タンパクの機能：酵素 オルニチントランスカルバミラーゼ(OTC)，カルバミルリン酸合成酵素(CPS)は肝に局在，肝生検は侵襲的なうえ，時間もかかり，国内に測定施設がなくなるなどが起きつつある．
4) 遺伝子解析：解析料は高いうえ，時間がかかる．OTCD，CPSDにフォーカスする科学的根拠がなければ，変異が見つからなかったとして出発点に戻る．遺伝子に異常があっても通常の解析では変異を見逃すこともある．また，先に遺伝子解析で変異を認めた場合，その変異が実際に酵素などの機能の変化につながるかをメタボロミクスで確認する必要がある．メタボロミクスは遺伝子発現の結果を見ているからである．

徴はどのクラスの化合物を測れば早く診断に至るか患者ごとに予測しがたい点にあるから，診断の入り口として活用すれば保険適用の有無にかかわらず，患者，医療従事者，最終的にあらゆる医療を支える国民の負担を軽減できるからである．

(3) IEM研究の歴史

□ IEM分野は代謝物，タンパク質・酵素，代謝経路が障害された場合に蓄積する基質やその副産物の研究の歴史が長い．表1に示すようにアミノ酸分析の登場によりアミノ酸が容易には測定できるようになり，アミノ酸代謝異常症の患者が診断されるようになった．

□ 次いで1960年後半，有機酸がGC/MSという分析法の登場でようやく検出できるようになり，有機

Part.2 応用編

表1 ハイリスクスクリーニングでも取り残された先天性代謝異常の患者群

1.	アミノ酸分析の登場　アミノ酸代謝異常の発見と患者の救済
2.	有機酸分析の登場　有機酸血症の発見と患者の救済 1970年代に松本ら(当時 久留米大学)により日本に導入され，有機酸血症のハイリスク・スクリーニング開始 2014年に開始された拡大新生児スクリーニングの対象疾患の確認検査にも利用されている

容易には診断されない多種類の先天性代謝異常が残された

1.	プリン類分析が不可欠なプリン代謝異常症/尿酸値異常症
2.	プリン 糖 アミノ酸分析が不可欠な腎性低尿酸血症
3.	ピリミジン分析が必要な代謝異常症
4.	指標がアミノ酸分析でも有機酸分析でもわからない疾患(例 サッカロピンの尿症)
5.	高極性有機酸が指標のOTC欠損症，プロピロン酸血症，高プロピン血症Ⅱ型
6.	糖類 有機酸 アミノ酸 が指標となる シトリン欠損症

国内には発症後も小児期を通り越し数十年も未診断のままの患者がいる.
代謝物総体解析(メタボロミクス)はこれらの課題を解決する手法である.

酸血症が次々と発見された．わが国でも1970年代には松本らにより有機酸分析が導入され，診断の根拠を提供できる代謝物レベルの診断，いわゆる化学診断という用語が定着した[4].

□一方で遺伝子解析の技術の進歩に伴い，アミノ酸や有機酸の代謝異常の責任遺伝子が次々と同定され，代謝物，代謝経路，タンパク質・酵素，遺伝子の連結情報が集積されていった．プリン・ピリミジン代謝異常，糖質代謝異常，極性の高い有機酸や複雑な構造をしたアミノ酸がバイオマーカーとなる疾患領域でも同様に代謝物から遺伝子までの連結情報が集積された.

□しかし，遺伝子が代謝物やタンパク質・酵素より後に解析対象となったことから，関連情報が紐づけされた疾患においてさえ，遺伝子解析を診断の入り口としたり，遺伝子変異を確認したりしなければ確定診断にならないという考えが高まり，その結果，代謝的知見が軽視，あるいは忘れられ，その結果，患者の診断が遅れることも起きている.

□一方でメタボロミクスでなくともLC，GC/MS，LC/MSにより代謝物解析がなされてきた領域にもかかわらず，相対的に代謝物解析の評価が下がり，その意義が忘れ去られ，患者の早期発見が遅れた．評価の低下は代謝物解析の品質低下，品質無視へと悪影響を与えた.

□早くに登場したアミノ酸や有機酸の分析は保険適用となったことで，有機酸やアミノ酸の検査が無意味な患者，たとえば尿酸値異常者にさえ，ルーチンに試みられるほどに普及した．一方，それ以外のクラスの分析には先人より集積された連結情報が十分には活用されていない.

□わが国でもアミノ酸や有機酸の分析からわかる疾患，あるいは新生児スクリーニングや新しいタンデムマススクリーニングの対象疾患については，患者の見逃しがないか，かなり注意が払われる一方，それ以外の疾患については患者が小児期に発症し何らかのサインを発しているにもかかわらず，小児期を通り越し数十年も未診断のままでいる疾患領域のあることがわかってきた(**表1**)[5].

(4)メタボロミクスにより患者と国民が恩恵を受ける

□わが国では1995年に松本，久原らによりGC/MSを用いるメタボローム解析法が開発され，既存の特殊分析法(アミノ酸分析，有機酸分析，タンデムマススクリーニング法)では診断されなかったハイリスク患者の早期診断に利用された[6,7].

102

7 メタボロミクス

表2 評価のターゲットとなる疾患の指標の一部

☐オロト酸 ☐ホモシスチン ☐キサンチン ☐ヒポキサンチン
☐尿酸 ☐グアニン ☐アデニン ☐8-ヒドロキシアデニン
☐2,8-ジヒドロキシアデニン ☐アロプリノール ☐サッカロピン
☐オキシプリノール ☐ウラシル ☐グリセリン酸 ☐グリコール酸
☐メチルクエン酸 ☐Δ5PC ☐グルコース, ガラクトースなどの糖類
☐ガラクチトールなど糖アルコール, ガラクトン酸などの糖酸
☐アミノ酸類 ☐有機酸類

1.	GC/MS にもとづく尿メタボロミクスでは現在, 計測した 600 種をこえる代謝物のうち, 400 種類をターゲット法で評価し 130 種類の代謝異常を一斉検索している
2.	ほとんどの疾患は随意尿で可, 重度腎機能障害では血清か血漿も必要
3.	早期・迅速診断のみならず, モニタリングにも必須の分析法
4.	130 種類の疾患名と確定度は日本疾患メタボローム解析研究所の Website www.jc-metabolomics.com/に掲載. 対象疾患と確定度は各施設の設定しているバイオマーカー, 内部標準物質の種類, 安定同位体希釈法に用いる化合物, 対照群の説明, 量的異常度の算定方法, 経験症例数, 実績などで異なるので, 各施設が掲載することが望まれる

☐金沢医科大学人類遺伝学研究所((現)日本疾患メタボローム解析研究所)ではその後もメタボローム解析法に順次, 改良を重ねてきた[8-10]. 現在は日本疾患メタボローム解析研究所(www.jc-metabolomics.com/) で 130 種の疾患リストと経験と理論から数値化した個々の疾患の確定度も付して開示している. このような代謝物解析は治療法の評価・モニタリングにも不可欠である. 再生医療などを組み合わせた治療法も期待される現在, 迅速な診断が求められる(表2).

☐アミノ酸や有機酸の分析は早期に普及し限定的ながら保険適用となった. しかし, プリン・ピリミジン代謝異常症, 糖質代謝異常, 極性の高い有機酸や複雑な構造をしたアミノ酸がバイオマーカーとなる疾患領域では, 保険適用までに至らず, 全般的に診断における代謝物解析の意義が軽視されてゆく過程で, その位置づけが曖昧となった.

☐その結果, いまだに多くの IEM 患者が早期診断からとり残されている. 希少疾患という点ではたとえば有機酸血症と同じであるのに, 各学会の診断基準にはアミノ酸や有機酸の分析の記述は随所にあるものの, 非侵襲的で高精度で迅速なメタボロミクス, とくに 1995 年からこの国で進められている極めて廉価な GC/MS メタボロミクスの診断における位置づけは四半期を経たいまもどこにもなされていない[11].

☐保険適用の有無にかかわらず, IEM 全体を俯瞰的・大局的な視点でとらえ, 早期診断から取り残された患者の権利をまもり, 患者の家族, 医療従事者, 最終的にあらゆる医療を支える国民の負担を軽減したい.

GC/MS を用いる有機酸分析とメタボロミクスの試料調製の違い

☐尿には尿素が大量に含まれる(表3).

☐エーテルや酢酸エチルなどの有機溶媒への水の溶解度は極めて低いがゼロではないので, 有機溶媒抽出法でも水溶性の尿素がわずかに混入する. あらかじめウレアーゼ処理すれば尿素は分解するので, そのわずかの混入も解消する.

Part.2　応用編

表3 随時尿から迅速に遺伝子を特定あるいは絞り込みできる先天性代謝異常の一例

- [ ] シトリン欠損症　遺伝子 *SLC25A13*
- [ ] オルニチン　トランスカルバミラーゼ欠損症
　　　遺伝子 *OTC*
- [ ] アデニンホスホリボシルトランスフェラーゼ欠損症, 2,8-ジヒドロキシアデニン
　　　結石症　遺伝子 *APRT*
- [ ] Lesch Nyhan 症候群（HPRT 完全欠損症）　遺伝子 *HPRT*
- [ ] キサンチンデヒドロゲナーゼ欠損症（キサンチン尿症Ⅰ型）　遺伝子 *XDH*
- [ ] モリブデン補酵素硫化酵素欠損症（キサンチン尿症Ⅱ型）　遺伝子 *MCSU*
- [ ] モリブデン補因子欠損症（キサンチン尿症Ⅲ型）　遺伝子 *MOCS*
- [ ] オロト酸尿症　遺伝子 *UMPS*

□このウレアーゼ前処理とよぶ操作の有無にかかわらず，酸性下に有機溶媒で抽出するのであれば有機酸分析である．実用的な検査であるが，分析対象は有機溶媒に移行できる有機酸に限られる．

□一方で分画しないことでプリン，ピリミジン，糖，有機酸，極性の高い有機酸，アミノ酸などを回収するメタボロミクスではウレアーゼ前処理なしでは多量の尿素がそのまま回収され，分析を妨害するため，ウレアーゼ前処理は不可欠である[6,12]．

□有機酸分析施設は現代の国際的常識に従って，国際認証機構（European Research Network for evaluation and improvement of screening, Diagnosis and treatment of Inherited disorders of Metabolism：ERNDIM）の定性的有機酸分析（いわゆる診断名を問うもので化学診断そのものである）のコースを受験し施設として毎年認証を受けておくことが望ましい．なぜなら，時々の施設のスタッフやその他の要因が品質に影響するからである．

□メタボロミクスは計測する代謝物が多いため，有機酸分析より複雑で，あらかじめ GC/MS を用いる有機酸分析の経験が必要である．

□国内ではメタボローム計測はしたもののデータ解析で有機酸情報だけを取り出し，有機酸血症のみの化学診断を行う場合，これを有機酸分析と称しているようであるが，複雑な多成分の妨害イオンを正しく分離し，有機酸血症に関しては正しく化学診断できていることを証明しなければ，有機酸分析と称しては問題がある．その意味でやはり ERNDIM の定性的有機酸分析の認証を受けることが必要である．

□有機酸血症の化学診断施設として認証されなければ，プリン，ピリミジン，高極性有機酸，糖などをバイオマーカーに化学診断するメタボロミクスの品質の保証もない．有機酸分析であれ，メタボローム計測で有機酸のみを評価するのであれ，定性的有機酸分析の認証を毎年受けることが必要である．

□代謝物解析のダイナミックレンジは遺伝子の 1 に対し 10^6 ないし 10^8 ともいわれる．しかし，わが国では有機酸分析であれ，メタボロミクスであれ，品質についてどの学会でも科学的な議論が少ない．

誘導体化

□有機酸分析でもメタボロミクスでも誘導体化はトリメチルシリル（TMS）化が用いられる．

□有機酸分析では TMS 化に代わり *t*-ブチルジメチルシリル（*t*-BDMS）化も選択できるが，メタボロミ

クスではt-BDMS 化は用いることはできない．修飾される基の多い糖アルコールや糖酸（6 炭糖由来では6 か所も）をかさばったt-BDMS 基で修飾する誘導体化は TMS 化より不完全なためである．

□TMS 化においてさえも試料調製が不良だと本来のピークに加えて，TMS 基の少ない誘導体が何本も現れる，または強度比が異常になる場合がある．これではデータ解析が一層複雑化し解析精度も落ちるので試料調製からやり直す必要がある．

ガスクロマトグラフィーとメタボローム計測装置

□メタボローム計測装置には GC/MS，LC/MS，CE/MS などがあり，MS あるいは MS/MS 単独で用いられることがなく，その成分の複雑さから分離手段としてのクロマトグラフィーが不可欠である．したがって，MS 分析の知識のみでは不十分で，クロマトグラフィーの知識や経験が必要である．

□また，試料調製には分析化学の知識が，GC/MS ではガスクロマトグラフィーの知識が不可欠である．

□GC/MS で測定できる疾患の指標があれば，迅速にして高感度，高精度，低コストで化学診断できる．わが国では GC/MS ではメタボロミクスに適しないとの風潮が強かったが，MS の機種がメタボロミクスか否かを決めるのでなく，前処理やデータ解析を含めた手法が決める．

□現行のアシルカルニチン数種とアミノ酸数種を測る MS/MS 法はメタボロミクスではないが，LC/MS/MS 装置はメタボロミクスに活用されている．GC/MS で可能な疾患はこれを優先し，指標をGC/MS で測定できない疾患は他の装置での分析に譲るようにすれば，メタボロミクスの恩恵を国民が享受できる．

□同様にメタボロミクスで迅速，高精度，安価にわかる疾患はメタボロミクスを診断の入り口とし，それでもわからない場合や責任遺伝子がまだわからない疾患についてはエキソーム解析で，といったすみ分けが患者や国民の利益につながる．

GC/MS で起こりうる問題について習熟する必要がある

□保険適用の有無にかかわらず，患者，医療従事者，最終的にあらゆる医療を支える国民の負担を軽減するメタボロミクスである．その期待に応えるには単に臨床像，バイオマーカー，責任遺伝子というバイオインフォマティクスのみに強いだけでよいという考えは極めて危険である．

□土台となる計測データがデータ解析するに値するものかどうか，そのデータの解析法がバイオインフォマティクスを適用するに足る確かなものかどうか，これらのすべてにわたり目配りする必要がある．

□GC/MS に基づくメタボロミクスを臨床検査に用いる場合，GC/MS で起こりうる問題について習熟する必要がある．以下にその一例を示す．

(1)オロト酸やメチルクエン酸などの極性の高い有機酸

□有機溶媒で抽出・分画する有機酸分析とちがい，分画しないメタボロミクスでは極性の高い有機酸であるメチルクエン酸やオロト酸などの重要なバイオマーカーの回収率が前者の30% に対し90% 以上で，対応する疾患の的中率が向上する．

年齢	生後 6 日	生後 1 か月	生後 4 年
メチルクエン酸	6.3	3.9	5.3

図2 プロピオン酸血症患者における尿中メチルクエン酸の生後 6 生日とその後の z-スコアの推移（新生児マススクリーニング試験研究より）

有機溶媒で抽出（分画）する有機酸分析とちがい，分画しないメタボロミクスでは極性の高い有機酸の回収率が極めて高い．その結果，メチルクエン酸やオロト酸が重要なバイオマーカーとなる疾患の的中率が上がる．さらに著者らは両物質を安定同位体希釈法で測るため，定量性が著しく高い．それに加えて，量的異常の評価に z-スコアを用いている[9,10]．これは Abnormality n in ［mean±n SD］における n 値である．計測値は被験者も対照群も対数変換している．日本人に多い極軽症型プロピオン酸血症も最初に当手法により発見され，それを契機に遺伝子変異 Y435C ホモが同定された[13]．

□**図2** にはプロピオン酸血症患者における尿中のメチルクエン酸の異常度（z-スコア）を示した．z-スコアは著者らが早くから採用してきた評価法である[10]．メチルクエン酸やオロト酸の安定同位体希釈法，z-スコアによる評価法などによる検査法が優先的にハイリスクスクリーニングや新生児スクリーニングの 2 次検査に活用され，1 回の尿検査で確定されることを期待したい．

(2)ホモシスチン尿症

□メタボロミクスにはバイオインフォマティクスに強いだけでは不十分で，GC/MS の特性と定量分析の知識や経験が必要である．一般にクロマトグラムの保持時間が短いほど感度は高い傾向があり，内部標準物質として複数の安定同位体標識化合物や非標識化合物を用いたほうがよい．

□ホモシスチン尿症（Ⅰ～Ⅲ型）を検出するにはカラムの影響を受けやすいホモシスチンを安定同位体希釈法で調べる必要がある．著者らは通常（昇温）分析と高温分析を行っており，添加した内部標準物質（D_8-ホモシスチン）が高温分析でのみ検出された場合はそのデータで定量し，両分析で検出されない場合は再分析を行い，カラムの劣化，その他検討する（**図3**）．

(3)シトルリン

□シトルリンは GC/MS ではシトルリン-3TMS，4-TMS のほか，オルニチンやそれ以外の分解産物にも変わるので，このような挙動を考慮する必要がある[10]．アルギニンやホモシトルリンも注意を要する．

□熱分解の知識があれば高アンモニア血症の鑑別は可能であるが，通常のアミノ酸分析によるアルギニン，シトルリン，オルニチンの値を参考にする．

(4)GC/MS メタボロミクスで起きる脱離反応など

□GC/MS では脱水によるラクトン生成や SH_2 の脱離が起きる．たとえば脱アミノ化 γ-グルタミル-システイニル-グリシンは脱アミノ化 γ-グルタミル-デヒドロアラニル-グリシンとして検出される．

□このような予期せぬ SH_2 の脱離反応が起きても，EI 法で得られるスペクトル情報の豊かさが，*Nit1* という機能未知の遺伝子の機能解明に寄与した[14]．

□以上，一部を述べたに過ぎないが，GC/MS という高温分析の諸問題があるにもかかわらず，海外ではメタボロミクスによく用いられる．計測できる化合物については GC/MS は感度，分離能に優れ，EI 法で得られるスペクトル情報量の多さも強みであり，他の装置より早くから様々な領域で使われたことで，その留意点についても多くが記述されているからである．

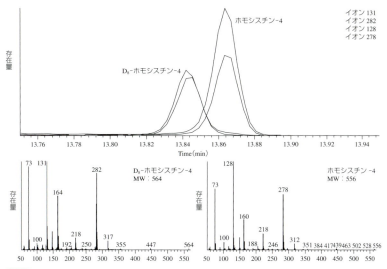

図3 ホモシスチン尿症

新生児マススクリーニングではホモシスチン尿症の指標がメチオニンであるため，Ⅰ型しか検出できない．一方，GC/MSに基づく尿メタボロミクスでは指標がホモシスチン，メチオニン，メチルマロン酸も測定できるため，Ⅰ型からⅢ型まで診断を支援できる．しかし，実際にホモシスチン尿症をⅠ型からⅢ型まで判定するには安定同位体で標識したホモシスチンを添加して測定することが欠かせない．なぜなら，いまこの分析において，そもそもホモシスチンを評価できる分析条件が整っているか否かを，分析のつど判断することが不可欠だからである．内部標準のD_8-ホモシスチンが添加したにもかかわらず不検出なときはホモシスチンの評価はできない．

最後に

□ IEMの研究の長い歴史で代謝物，代謝経路，タンパク質・酵素，それらを規定する遺伝子の紐づけが行われ，連結情報が蓄積された．この間，代謝物解析は，1つを測る，1つのクラスを測るを経て，MSという分子解析機器による代謝物総体（メタボローム）解析にまで発展した．

□ 当分野で築かれた信頼に足る代謝物から遺伝子までの膨大な連結情報を活用し，メタボロミクスで攻略すれば，有機酸血症やアミノ酸代謝異常の患者に限定されることなく，これまで診断から取り残され，多くが予後不良となったIEMを迅速，高精度に診断できる．

□ IEMの特徴はどのクラスの化合物を測れば診断に至るか予測しがたい点にあるので，保険適用の有無にかかわらず診断の入り口として活用することで，患者，医療従事者，最終的にあらゆる医療を支える国民の負担を軽減すると期待される．そのためには知識としてのバイオインフォマティクスのみならず科学的な計測および解析技術で応える必要がある．

● 文献

1）Trethewey RN, et al.：Metabolic profiling：a Rosetta Stone for genomics?. *Curr Opin Plant Biol* **2**：83–85, 1999
2）Schnackenberg LK：Global metabolic profiling and its role in systems biology to advance personalized medicine in the 21st century. *Expert Rev Mol Diagn* **7**：247–259, 2007
3）久原とみ子：GC/MSを用いるメタボロミクスの化学診断，個別化医療，化学物質毒性評価への応用．*In*．遺伝子医学MOOK 16　メタボロミクス：その解析技術と臨床・創薬応用研究の最前線（田口良 編）．メディカル

ドゥ，203-208，2010

4）松本 勇，他 監修 久原とみ子，他 編：臨床化学診断学．ソフトサイエンス社，1995

5）久原とみ子：GC/MS-尿メタボローム解析によるプリン代謝異常症の早期診断．日本臨牀 **74**（増 9）：45-50，2016

6）Matsumoto I, et al.：A new chemical diagnostic method for inborn errors of metabolism by mass spectrometry-rapid, practical, and simultaneous urinary metabolites analysis. *Mass Spectrom Rev* **15**：43-57, 1996

7）Suzuki K, et al.：Family study of 2,8-dihydroxyadenine stone formation：report of two cases of a compound heterozygote for adenine phosphoribosyltransferase deficiency（APRT*J/APRT*Q0）. *Int J Urol* **4**：304-306, 1997

8）Kuhara T：Diagnosis of inborn errors of metabolism using filter paper urine, urease treatment, isotope dilution and gas chromatography-mass spectrometry. *J Chromatogr B Biomed Sci Appl* **758**：3-25, 2001

9）Kuhara T：Gas chromatographic-mass spectrometric urinary metabolome analysis to study mutations of inborn errors of metabolism. *Mass Spectrom Rev* **24**：814-827, 2005

10）Kuhara T, et al.：A GC/MS-based metabolomic approach for diagnosing citrin deficiency. *Anal Bioanal Chem* **400**：1881-1894, 2011

11）奥山虎之：先天性代謝異常症の特殊検査　*In*. 先天代謝異常ハンドブック（遠藤文夫，他）．中山書店，9-11，2013

12）久原とみ子：GC-MS によるメタボローム測定法，メタボローム解析による先天性代謝異常診断．*In*. メタボローム研究の最前線（冨田勝，他編）．シュプリンガー・フェアラーク，47-58，2003

13）Yorifuji T, et al.：Unexpectedly high prevalence of the mild form of propionic acidemia in Japan：presence of a common mutation and possible clinical implications. *Hum Genet* **111**：161-165, 2002

14）Peracchi A, et al.：Nit1 is a metabolite repair enzyme that hydrolyzes deaminated glutathione. *Proc Natl Acad Sci USA* **114**：E3233-E3242, 2017

Column　メタボロミクスの成果が人類にもたらす恩恵とは？

　先天性代謝異常（IEM）研究の長い歴史で代謝物，代謝経路，タンパク質・酵素，それらを規定する遺伝子の紐づけが行われ，連結情報が蓄積された．この間，代謝物解析は，1 つを測る，1 つのクラスを測るを経て，代謝物総体（メタボローム）解析にまで至った．今世紀，メタボロミクスは微生物からヒト，創薬から診断までと様々な分野の研究ツールとして期待されるが，人類がメタボロミクスの成果を最初に享受できるのが IEM 分野といわれる．なぜなら，当分野で築かれた代謝物から遺伝子までの信頼に足る膨大な連結情報を活用し，メタボロミクスで攻略すれば，これまで診断から取り残され，多くが予後不良となった IEM が迅速に高精度に低コストで診断に至るからである．さらに，IEM の特徴はどのクラスの化合物を測れば診断に至るか予測しがたい点にあるので，保険適用の有無にかかわらず，診断の入り口として活用すれば患者，医療従事者，最終的にあらゆる医療を支える国民の負担を軽減できるからである．そのためには診断指針の書き換えはもとより，知識としてのバイオインフォマティクスのみならず科学的な計測技術および解析技術でその期待に応える義務がある．

（久原とみ子）

Part.2 応用編

イメージング質量分析

佐野文都，櫻井孝信，佐藤智仁，堀川　誠，瀬藤光利

到達目標

○ **イメージング質量分析について説明できる** ─────── ☑ ☑ ☑ ☑ ☑

○ **イメージング質量分析の応用について説明できる** ─────── ☑ ☑ ☑ ☑ ☑

イメージング質量分析（imaging mass spectrometry：IMS）とは

(1) イメージング質量分析とは何か

☐ イメージング質量分析とは細胞試料や組織切片試料から直接質量分析を行い，走査もしくは投影することで生体分子の組織内分布を可視化する方法である（**図1**）.

☐ 生体分子を標識することなく試料の形態学的情報と生体分子分布を同時に得られることがイメージング質量分析の特徴であり，薬物動態解析や病態解析のツールとして近年急速な発展をみせている.

(2) イメージング質量分析計の構造

☐ iMScope®を例に構造を説明する（**図2**）.

☐ 内部構造：試料が流れていく順に，以下の4つが存在する.

　①光学顕微鏡による観察部

　②レーザーによるイオン化部

　③四重極型のイオントラップ部

　④飛行時間型の質量分析部

☐ 四重極型イオントラップ部では特定の質量範囲のイオンのみを取得することが可能であり，アルゴンなど希ガスによってイオンを開裂させることでタンデム質量分析（MS/MS）も可能となっている.

(3) イメージング質量分析のイオン化法

☐ 医学分野において最もよく使われているイオン化法はマトリックス支援レーザー脱離イオン化（matrix-assisted laser desorption/ionization：MALDI）で，加えて質量分析部に飛行時間型（time-of-flight：TOF）を備えたMALDI-TOF型が主流である[1].

☐ このほかにも近年では様々な装置が開発され，目的に応じて使い分けられている．イオン化法ごとの違いを**表**にまとめる[2].

(a) MALDI-イメージング質量分析

☐ MALDI法は，試料にレーザー光を直接照射してイオン化するレーザー脱離イオン化法（laser desorption/ionization：LDI）よりもソフトなイオン化法として開発された.

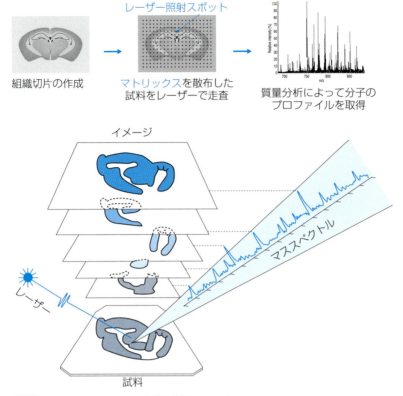

図1　MALDI-イメージング質量分析のワークフロー
〔国立研究開発法人科学技術振興機構：質量顕微鏡による分析の流れとデータの一例．In．特集1「質量顕微鏡」の先見力．JST news October：4，2012／瀬藤光利：質量顕微鏡法 イメージングマススペクトロメトリー実験プロトコール．シュプリンガー・ジャパン：表紙図，2008をもとに作成〕
①生体試料は採取後すぐに凍結処理する．
②凍結試料は薄切して凍結組織切片とし，導電性ガラスに貼りつける．
③組織切片の表面にイオン化補助剤（マトリックス）を塗布する．
④走査型では試料上の測定点ごとに質量分析を行ってマススペクトルを入手する．
⑤投影型では分布をそのまま検出器に投影する．
⑥いずれにせよ目的の生体分子の測定点ごとのシグナル強度を二次元的に表示することで，生体分子の分布を可視化する．

□MALDI法では，レーザー照射によってイオン化しやすいマトリックスを用いることで，試料をマトリックスごとイオン化でき，LDIで問題だったレーザー照射時の高分子化合物の断片化が抑えられている（図3）．

□おもに高真空環境で測定を行うが，装置によっては大気圧下での測定も可能であり，揮発性分子の測定や真空条件による組織構造の破壊を防ぐことができる．

（b）DESI-イメージング質量分析

□脱離エレクトロスプレーイオン化（desorption electrospray ionization：DESI）を利用した新しいイメージング質量分析計が近年開発された．この方法はLC/MSなどで利用されるエレクトロスプレーイオン化（electrospray ionization：ESI）を改良した手法であり，帯電した溶媒を生体試料に吹きつけることで試料表面の生体分子を溶出し，通常のESIと同様にイオン化する方法である[3]．

□DESI-イメージング質量分析は今回紹介する手法の中で最もソフトなイオン化法で薬剤分子など構

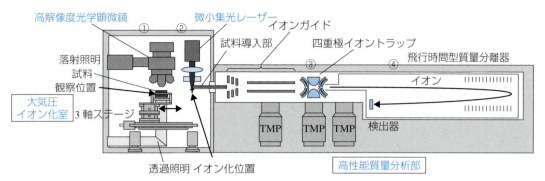

図2 iMScope®(島津製作所：MALDI-QIT-TOF-MS)の構造
〔国立研究開発法人科学技術振興機構：質量顕微鏡の仕組み. In. 特集1「質量顕微鏡」の先見力. JST news October：5，2012／Harada T, et al.：Visualization of volatile substances in different organelles with an atmospheric-pressure Mass Microscope. Anal Chem **81**：9153, 2009 をもとに作成〕

表 イメージング質量分析のイオン化法ごとの違い

	イオン化強度	X-Y分解能	Z分解能	質量範囲(u)	真空度	前処理	おもな対象分子
MALDI-IMS	ソフト	>1μm	10μm(=切片の厚さ)	0〜50,000	真空または大気圧	マトリックス噴霧／蒸着	タンパク質，脂質，薬物，生体低分子
DESI-IMS	ソフト	>25μm	スプレー条件次第	0〜2,000	大気圧	不要	脂質，薬物，生体低分子
TOF-SIMS	ハード	>0.1μm	数十nm	0〜2,000	真空	不要	元素，同位体，生体低分子

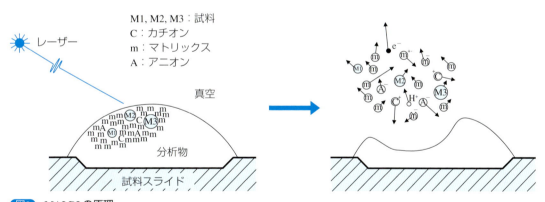

図3 MALDIの原理

薄切試料に十分量のマトリックスを供給してレーザーを照射すると，マトリックスがレーザー光を吸収して急激に加熱され蒸発する.
このときマトリックスと混和結晶の状態である試料も気相へ放出され，同時にマトリックス-試料間で電子やイオンの授受がなされることで試料のイオン化が完了する.
〔島津製作所：MALDI-MS Technical Reports. (Rev. 3.0)No. 06 をもとに作成〕

造が複雑で不安定な分子のイオン化に向いていると考えられている．溶媒を噴霧するだけなので試料のダメージも小さく，生きた細胞やスライス培養組織などの測定が可能である．また，測定後の試料を組織学的検査や免疫染色に用いることも可能である．

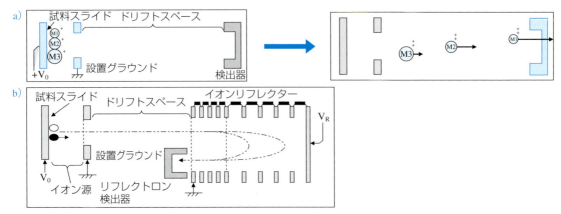

図4 TOF 型質量分析の仕組み

a)試料スライドと設置グラウンドの間に存在する電荷によって印加され加速したイオンは，電圧差のないドリフト空間をそれぞれの速度で検出器まで進んでいく．
このとき，各イオンの飛行時間はその m/z の平方根に比例する．
b)ドリフト空間と検出器の間にイオン反射機構を設けたリフレクトロンモード．
〔島津製作所：MALDI-MS Technical Reports．（Rev. 3.0）No. 01 をもとに作成〕

(c) TOF-SIMS

□飛行時間型二次イオン質量分析（time-of-flight secondary ion mass spectrometry：TOF-SIMS）は，金属イオンなどの一次イオンをビームとして試料に照射することで生体分子をイオン化し，二次イオンとして得る手法である．TOF-SIMS 法はもともと半導体分野などで用いられる手法であり，サブミクロンスケールの極めて高い空間解像度を有する．

□しかし，LDI 同様ハードなイオン化法であり，生体分子の断片化が生じやすく生体試料を扱いにくい側面もある．近年では C_{60}^+ や Au_3^+ などのクラスターイオンを利用することで，生体分子の断片化を抑えるなどの工夫も加えられてきている．

(4) イメージング質量分析の質量分析部

□イメージング質量分析の測定感度や測定の正確性は，質量分析部の性能に依存するところも大きい．また，イオン化手法ごとに組み合わせ可能な質量分析部も異なる．

□高い質量分解能をもつ質量分析部を用いることで陽子と中性子の質量差を分離でき，高分子でも同位体分離が可能で，さらに同じ質量数をもつ分子でも組成式の違いによって別々に測定することが可能になる．

(a) TOF-MS[4]

□イメージング質量分析で最もよく採用される質量分析部は TOF 型である．質量の異なるイオンを同じ電圧で印加して検出器に飛ばすと，検出器までの飛行時間はイオンの質量に反比例する．この飛行時間差によってイオンの質量を調べる方法が TOF である（図 4-a）．

□TOF 型質量分析部にもさらに種類があり，イオンの加速機構から検出器までが一直線であるリニア TOF 型と比べて，イオン反射機構を備えたリフレクトロン TOF 型のほうが質量分解能は向上している（図 4-b）．

イメージング質量分析の応用

(1) 測定可能な生体分子

□初期はタンパク質に応用されてきた．近年では脂質，ドパミン・GABA・グルタミン酸などの神経伝達物質，ATP・ADP などの核酸などの低分子への応用が多くなってきている．現在最も盛んな応用は薬物の動態測定である．

□生体内には多種多様な脂質が存在する．リン脂質だけでも脂肪酸側鎖の炭素鎖長や二重結合数の違いが数百種類以上存在することが知られており，イメージング質量分析でそれぞれが異なる分布をもつことが明らかとなってきている．

(2) 測定可能な対象

□生きたままの対象を測定することができるのは DESI だけであるが，破壊検査でよければ組織や細胞の種類は選ばない．

□各種の悪性腫瘍，てんかん発作，脳梗塞，統合失調症，筋ジストロフィー，IgA 腎症，脊髄損傷，動静脈瘻，大動脈瘤，Alzheimer 型認知症，Parkinson 病，筋萎縮性側索硬化症（ALS），多発性骨髄腫など様々な疾患の脂質解析および病態解明に寄与している[5-7]．

(3) 試料調製

(a) 凍結試料

□通常，イメージング質量分析には凍結試料が用いられる．採取後，未固定のままただちに凍結処理を施し，通常は 10 μm に薄切した組織切片を用いる．

□MALDI-イメージング質量分析や SIMS では，組織切片を導電性の酸化インジウムスズ（indium tin oxide：ITO）コートスライドガラスに貼り付ける．DESI-イメージング質量分析では，非導電性の一般的なスライドガラスを用いる．

□保存期間中に生体分子が分解する可能性があり，作成した組織切片試料は速やかに測定することが望ましい．DESI-イメージング質量分析では，試料の乾燥がイオン化に大きな影響をおよぼすことが知られている．

(b) ホルマリン固定パラフィン包埋（formalin-fixed paraffin-embedded：FFPE）処理切片

□FFPE 処理された試料を利用することも可能である．FFPE 処理は自己分解や腐敗による生体組織の経時的劣化を防ぎ（固定），細胞基質を水分から蝋や樹脂などに置換する（包埋）ことで，生体試料の半永久的な保存が可能となり，試料が硬くなるため薄切試料も作成しやすいという特長がある．イメージング質量分析のためには FFPE 試料は，さらに脱パラフィンと脱固定と，タンパク質であれば消化が必要であり，低分子の流出や高分子の架橋が感度を下げることに注意が必要である．

◉文献
1) 瀬藤光利，他：質量顕微鏡法　イメージングマススペクトロメトリー実験プロトコール．シュプリンガー・ジャパン，2008 年
2) 有田誠，他：実験医学増刊 Vol. 36 No. 10　脂質クオリティ　生命機能と健康を支える脂質の多様性．羊土社，2018 年
3) Motoyama A, et al.：Principle and applications of DESI（desorption electrospray ionization）. A Brief Review *J Mass Spectrom* **65**：98-101, 2017
4) 島津製作所『MALDI-MS Technical Reports（Rev. 3.0）』
https://www.shimadzu.co.jp/aboutus/ms_r/archive/jp/topics/others/898.html

Part.2 応用編

5) Morita Y, et al.：Imaging mass spectrometry of gastric carcinoma in formalin-fixed paraffin-embedded tissue microarray. *Cancer Sci* **101**：267-273, 2010

6) Sugiura Y, et al.：Visualization of spatiotemporal energy dynamics of hippocampal neurons by mass spectrometry during a kainate-induced seizure. *PLoS ONE* **6**：e17952, 2011

7) Matsumoto J, et al.：Abnormal phospholipids distribution in the prefrontal cortex from a patient with schizophrenia revealed by matrix-assisted laser desorption/ionization imaging mass spectrometry. *Anal Bioanal Chem* **400**：1933-1943, 2011

◉参考文献

・瀬藤光利：質量顕微鏡法．**YAKUGAKU ZASSHI 132**：499-506，2012
・瀬藤光利：質量顕微鏡法の開発とその応用」*J Mass Spectrom* **64**：201-218，2016
・杉浦悠毅，他：メタボロミクスにおける空間分布解析．*J Mass Spectrom* **65**：215-219，2017
・神嶌敏弘：変わりゆく機械学習と変わらない機械学習．日本物理学会誌 **74**：5-13，2019
・Harada T, et al.：Visualization of volatile substances in different organelles with an atmospheric-pressure Mass Microscope. *Anal Chem* **81**：9153, 2009

Column　より深く勉強するには？
～機械学習を用いたイメージング質量分析データの自動解析～

　イメージング質量分析では，1回の測定で網羅的なスペクトル情報を得られるため，そのデータ量は膨大である．大量のデータが得られることは生体分子の可視化・解析手法として大きな利点たり得るが，データ量に比例して解析は困難になる．たとえば，矢状方向に薄切したマウス脳を50μmの空間解像度で測定した場合データ量は数GBにもなり，これはヒトゲノムのデータ量（約750MB）よりも巨大である．測定対象の分子が決まっている場合はデータ解析が容易であるが，網羅的な測定を行えるイメージング質量分析の利点が活かしきれているとはいいがたい．しかし，数百以上もあるピークを人力で解析するのは現実的ではない．ここで求められるのが，網羅的な測定結果を自動的に解析する手法である．

　われわれはこれまでにピークを自動的に選択するアルゴリズム（ピークピッキング）などを開発してきた．また，教師なし機械学習であるデータクラスタリングを利用することによって生体分子の分布を自動的に分類し，その分類の生物学的な正しさの検証を行うことで，これまで知られていなかった小脳灰白質特異的に分布する脂質分子群を同定することに成功している．さらにディープラーニングを利用することでデータから特徴的な分布を自動抽出し，さらにはその分布がどのような組織構造に対応するか自動的に判別することも可能である．このような機械学習を利用したデータ解析の自動化・高速化も実務上重要である．

（佐野文都，櫻井孝信，佐藤智仁，堀川　誠，瀬藤光利）

まとめ

「医用質量分析認定士」制度の概要

質量分析の医学応用

□質量分析（MS）の著しい進歩に伴い，この技術の医学・生命科学への応用が飛躍的に進んでいる．本法の臨床医学への応用は，エール大学の田中圭教授によるガスクロマトグラフィー質量分析（GC/MS）を用いたイソ吉草酸血症の発見を契機に，先天性アミノ酸・有機酸代謝異常症の研究が活発に行われるようになった．

□その後，2002 年ノーベル化学賞の受賞対象となったマトリックス支援レーザー脱離イオン化（MALDI），エレクトロスプレーイオン化（ESI）の登場によりソフトイオン化 MS によるタンパク質・核酸など生体高分子の精密分析が可能になった．

□さらに，液体クロマトグラフィーやキャピラリー電気泳動とのオンライン連結やタンデム MS，イメージング MS など，ハイフネーテッド技術や新しい MS 技術が開発され，いまや医学，分子生物学など生命関連科学の研究に必須の解析ツールとなっている．近年のめざましい MS 技術の進歩は，実用的なプロテオーム・メタボローム解析を可能にし，疾患診断やその病態解析に有用なバイオマーカー探索や創薬開発につながっていった．

□注目すべきは 2012 年「MALDI-TOF-MS による微生物同定」が保険適用されたのを契機に，2018 年には「質量分析装置加算」が新設され，質量分析計が 1 つの測定機器として日常的に臨床現場で使用されており，MS の利用拡大，適正な普及，技術水準の向上とその標準化が重要である．

日本医用マススペクトル学会について

□ 1976 年，本学会の前身「医用マス研究会」が，MS の医学およびその関連領域への応用を目的に設立された．

□金沢医科大学人類遺伝学研究所グループを中心に GC/MS による新生児代謝異常症の化学診断をはじめ MS 技術の生命科学領域での基礎・応用研究の成果発表並びに情報交換の場として毎年，研究会が開催されるなど MS 技術の医学応用に特化した研究活動を通して社会に貢献してきた．

□ 1988 年には日本医用マススペクトル学会に改称され，さらに 2015 年には一般社団法人化され会員数も年々増加し，2019 年 8 月で総会員数 652 名となった．

□本学会が今後も発展し，MS 技術を用いた実地医療や生命科学関連研究を継続的に促進していくためには，若い意欲のある人材育成が喫緊の課題と思われる．2012 年の保険適用，続いて 2018 年の点数加算は，MS 技術の臨床現場への導入拡大の契機となる可能性は大である．そのため，MS 技術を用いた臨床検査，依頼分析の精度保証や技術水準の向上，標準化などが重要な課題となる．

まとめ

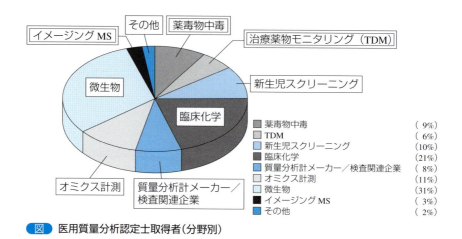

図 医用質量分析認定士取得者（分野別）

医用質量分析認定士について

□医療現場でMS装置を用いて日々検査などを実施されている臨床検査技師，薬剤師の方々，大学や企業メーカーにおいて依頼分析などを担当されている技術員の方々への最新情報の提供と技術水準の向上をサポートし，MS技術の基礎的知識と適正な技術力を有するMS専門技術者の育成，MS技術の普及拡大と精度管理を含めた医用質量分析検査法の標準化を目指す認定制度委員会を立ち上げ，「医用質量分析認定士」講習会並びに認定試験をスタートさせた．

□すでに300名以上の方々が合格され，基本的知識と分析技術を有し，MS関連検査業務を遂行し得る「医用質量分析認定士」の称号（商標登録）をもって医療機関における検査業務，病院外検査センターおよびその関連企業や試薬メーカーでの検査，測定，薬物動態解析など多方面で活躍されている（図）．

□良質な質量分析結果を提供するには，測定前プロセス，測定プロセス，測定後プロセスの全工程手技が適切に実施されていることが必要であると思われる．そのため，基本的知識・手技は質量分析担当者にとっては必須事項である．

□医用質量分析士認定試験は，例年講習会での講義内容と出題基準である質量分析計の基礎理論，イオン化法・分析方法など実践的知識，解析結果の解釈に必要な基本的医学知識などが問われる．

□いずれの問題も基本的知識に基づく理解を問うものであるが，確実な分析を実施するためには関連領域の幅広い知識や理論に基づく応用力が必要不可欠であり，絶えず重要事項に関しては，最新情報を修得する姿勢が必要である．

大阪医科大学研究支援センター　准教授　中西豊文

千葉大学医学部附属病院マススペクトロメトリー検査診断学寄付研究部門　特任教授　野村文夫

医薬分析協会　代表理事　五十嵐一雄

修文大学　学長　丹羽利充

索　引

和　文

あ

アシルカルニチン　50
アデニンホスホリボシルトランスフェラーゼ欠損症
　　　104
アミノ酸代謝異常症　53
アルツハイマー病　98, 113
安定同位体希釈法　51
アンモニア　9
イオントラップ質量分析計（ITMS）　16
異常ヘモグロビン［症］　75
異性体　50
イソブタン　9
一次対象疾患　55
遺伝子オントロジー　96
イメージング質量分析（IMS）　92, 109
インタクト質量分析　95
ウレアーゼ処理　103
液・液抽出法　84, 85
液体クロマトグラフィー（LC）　7, 11
　　——質量分析（LC/MS）　16, 30, 83, 85, 86
液体クロマトグラフィータンデム質量分析
　（LC/MS/MS）　30, 84, 86, 87
エタノール・ギ酸抽出法　63
エレクトロスプレーイオン化（ESI）　7
オービトラップ　17
オミクス（omics）　100
オルニチン　104
オロト酸　105
オンプレート法　62

か

化学イオン化　7
過酸化脂質　72
ガスクロマトグラフィー（GC）　7, 9
　　——質量分析（GC/MS）　34, 56, 83, 85, 86, 101
ガスリー法　50
キサンチンデヒドロゲナーゼ欠損症　104
キャッチャーズ法　84
キャピラリー電気泳動（CE）　7, 11
キングドントラップ　17
高速液体クロマトグラフィー（HPLC）　29, 83
抗体　97
高分解能質量分析計　5
　　——マススペクトル　27
国際認証機構（ERNDIM）　104

さ

固相抽出法　84, 85
コロナ放電　12
コンスタントニュートラルロススペクトル　6

さ

細胞分画法　93
脂質　72
四重極質量分析計（QMS）　16
質量分解能　4
質量分析［計］（MS）　2
質量分析部　14
質量分離　14
シトリン欠損症　104
脂肪酸代謝異常症　54
試薬ガス　9
重水素標識体　87
衝突誘起解離（CID）　5, 17
除タンパク抽出法　84
新生児マススクリーニング　48
正イオン　4
生理活性脂質　72
絶対検量線法　40, 86
セルスメア法（ダイレクトスメア法）　62
全イオンモニタリング（TIM）　39
扇形磁場　14
扇形電場　14
選択イオンモニタリング（SIM）　38, 86
選択反応モニタリング（SRM）　37, 86
先天性代謝異常症（IEM）　100
相対強度　3
相対原子質量　3
ソフトイオン化　7

た

大気圧化学イオン化（APCI）　8
ダイレクトスメア法　62
多価イオン　25
多価脱プロトン分子　11
多価プロトン付加分子　11
多重タンパク質複合体　95
多重反応モニタリング（MRM）　53
多段階質量分析（MS^n）　6
脱プロトン分子　4
脱離エレクトロスプレーイオン化（DESI）　110
短鎖脂肪酸　74
タンデム質量分析［計］　5
タンデムマス法　48
窒素ルール　27

中鎖脂肪酸　74
超早期診断マーカー　99
定量分析　42, 85
デコンボリューション　11, 12
デフレクター　18
電子イオン化(EI)　7
同位体イオン　22
同位体ピーク　4
統一原子質量単位　2
糖化ヘモグロビン(HbA1c)　75
トランスカルバミラーゼ欠損症　104
トリプル四重極質量分析計　16

な

内部標準法　41, 86
ナトリウムイオン付加分子　4
二次対象疾患　55
二次プロダクトイオン　6
二重収束質量分析計　5, 14, 15
ニュートラルロススキャン法　53
尿酸値異常　102
脳アミロイド血管症　98
ノミナル質量　3

は

ハードイオン化　7
バイオインフォマティクス　92
バイオプシーサンプル　99
バイオマーカー　102
ハイフネーテッド法　29
ハイリスクスクリーニング　49
半値幅法(FWHM)　5
反応イオン　9
飛行時間型(TOF)　109
　──質量分析計(TOF-MS)　18
　──二次イオン質量分析［法］(TOF-SIMS)　112
ビタミンD［欠乏症］　69, 71
病態解析　109
フィールドフリー領域　18
負イオン　4
フィンガープリント　93
フーリエ変換イオンサイクロトロン共鳴［質量分析計］
　(FT-ICRMS)　6, 19
付加イオン　27
ブチル誘導体［化］　51
フラグメンテーション　4
フラグメントイオン　4, 23
プリカーサーイオン　5, 52, 86

　──スキャン　32
　──スペクトル　6
フローインジェクション法　53
プロダクトイオン　5, 52, 86
　──スキャン　31
　──スペクトル　6
プロテオミクス　92
　──パターン解析　97
プロトン付加分子　3
分子イオン　3, 21
分子間相互作用　95
分子量関連イオン　3
平均質量　3
ベースピーク　3, 22
保険適用　101
保持時間　86
ポストソース分解(PSD)　5, 18
ホモシスチン尿症　106
ホルマリン固定パラフィン包埋［試料］(FFPE)
　　　　　　　　　　　　　　　99, 113

ま

マススクリーニング　49
マススペクトル　3
マトリックス　9
　──支援レーザー脱離イオン化(MALDI)
　　　　　　　　　　　　　8, 58, 109
　──支援レーザー脱離イオン化飛行時間型質量分析
　　計(MALDI-TOF-MS)　58, 92
メタボローム　100
メタボロミクス　100
メチルクエン酸　105
モノアイソトピック質量　3
モリブデン補因子欠損症　104

や・ら

有機酸代謝異常症　53
有機酸分析　55
リニアイオントラップ(LIT)　17
リニアモード　18
リフレクター　18
リフレクトロン　18
　──飛行時間型質量分析計　5
レーザー脱離イオン化法(LDI)　109

欧　文

Alzheimer's disease　98, 113

atmospheric pressure chemical ionization（APCI）　8

Aβペプチド　98

capillary electrophoresis（CE）　7, 11

CHCA（α-シアノ-4-ヒドロキシケイ皮酸）　60

chemical ionization（CI）　7

ClinProt［法］　97

collision-induced dissociation（CID）　5, 17

Da　2

desorption electrospray ionization（DESI）　110

electron ionization（EI）　7

electrospray ionization（ESI）　7

European Research Network for evaluation and improvement of screening, Diagnosis and treatment of Inherited disorders of Metabolism（ERNDIM）　104

formalin-fixed paraffin-embedded（FFPE）　99, 113

Fourier-transform ion cyclotron resonance mass spectrometer（FT-ICRMS）　6, 19

full width at half maximum（FWHM）　5

gas chromatography（GC）　7, 9

gas chromatography/mass spectrometory（GC/MS）　34, 56, 83, 85, 86, 101

gene ontology（GO）　96

HbA1c　75

high-performance liquid chromatography（HPLC）　29, 83

hyphenated method　29

imaging mass spectrometry（IMS）　92, 109

inborn error of metabolism（IEM）　100

ion trap mass spectrometer（ITMS）　16

laser desorption/ionization（LDI）　109

Lesch Nyhan 症候群　104

linear ion trap（LIT）　17

liquid chromatography（LC）　7, 11

liquid chromatography/mass spectrometry（LC/MS）　16, 30, 83, 85, 86

liquid chromatography/tandem mass spectrometry（LC/MS/MS）　30, 84, 86, 87

m/z　2

mass spectrometer　2

mass spectrometry（MS）　2

matrix-assisted laser desorption/ionization（MALDI）　8, 58, 109

matrix-assisted laser desorption/ionization time-of-flight mass spectrometer（MALDI-TOF-MS）　58, 92

multiple reaction monitoring（MRM）　53

post-source decay（PSD）　5, 18

quadrupole mass spectrometer（QMS）　16

QuEChERS 法（キャッチャーズ法）　84

selected ion monitoring（SIM）　38

selected reaction monitoring（SRM）　37

surface-enhanced laser desorption/ionizaion（SELDI）法　97

tandem mass spectrometry, mass spectrometry/mass spectrometry（MS/MS）　5, 48

time-of-flight（TOF）　109

time-of-flight mass spectrometer（TOF-MS）　18

time-of-flight secondary ion mass spectrometry（TOF-SIMS）　112

total ion monitoring（TIM）　39

triple quadrupole mass spectrometer　16

u　2

z-スコア　106

数　字

2,8-ジドロキシアデニン［結石症］　103, 104

3-エピ-25-ヒドロキシビタミン D　70

4-(4'-ジメチルアミノフェニル)-1,2,4-トリアゾリン-3,5-ジオン（DAPTAD）　71

10% 谷法　5

24,25-ジヒドロキシビタミン D_3　70

25-ヒドロキシビタミン D_3　70

- **JCOPY** 〈(社)出版者著作権管理機構 委託出版物〉
  本書の無断複写は著作権法上での例外を除き禁じられています.
  複写される場合は, そのつど事前に, (社)出版者著作権管理機構
  (電話 03-5244-5088, FAX03-5244-5089, e-mail：info@jcopy.or.jp)
  の許諾を得てください.
- 本書を無断で複製（複写・スキャン・デジタルデータ化を含み
  ます）する行為は, 著作権法上での限られた例外（「私的使用の
  ための複製」など）を除き禁じられています. 大学・病院・企業
  などにおいて内部的に業務上使用する目的で上記行為を行うこと
  も, 私的使用には該当せず違法です. また, 私的使用のためで
  あっても, 代行業者等の第三者に依頼して上記行為を行うことは
  違法です.

医療系学生のための医用質量分析学テキスト

ISBN978-4-7878-2418-9

2019 年 9 月 30 日　初版第 1 刷発行

編　　集	一般社団法人 日本医用マススペクトル学会
編集主幹	丹羽利充, 中西豊文
発 行 者	藤実彰一
発 行 所	株式会社　診断と治療社
	〒 100-0014　東京都千代田区永田町 2-14-2　山王グランドビル 4 階
	TEL：03-3580-2750（編集）　03-3580-2770（営業）
	FAX：03-3580-2776
	E-mail：hen@shindan.co.jp（編集）
	eigyobu@shindan.co.jp（営業）
	URL：http://www.shindan.co.jp/
印刷・製本	三報社印刷株式会社

© 一般社団法人 日本医用マススペクトル学会, 2019. Printed in Japan.　　　　　［検印省略］
乱丁・落丁の場合はお取り替えいたします.